Kohlhammer

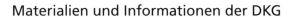

Materialien und Informationen der DKG

Deutsche
Krankenhausgesellschaft e.V. (Hrsg.)

Die Dokumentation der Krankenhausbehandlung

Hinweise zur Durchführung, Archivierung und zum Datenschutz

6., erweiterte und aktualisierte Auflage

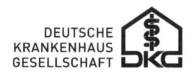

Verlag W. Kohlhammer

6., erweiterte und aktualisierte Auflage 2020

Alle Rechte vorbehalten
© W. Kohlhammer GmbH, Stuttgart

Urheber des Werkes:
Deutsche Krankenhausgesellschaft e.V.
Wegelystr. 3, 10623 Berlin
Verantwortlich: Dezernat IV
Tel. +49 30 39 801-0
Fax +49 30 39 801-3000
www.dkgev.de

ISBN 978-3-17-038292-3

Gesamtherstellung: W. Kohlhammer GmbH, Stuttgart

Für den Inhalt abgedruckter oder verlinkter Websites ist ausschließlich der jeweilige Betreiber verantwortlich. Die W. Kohlhammer GmbH hat keinen Einfluss auf die verknüpften Seiten und übernimmt hierfür keinerlei Haftung.

Inhaltsverzeichnis

Vorwort IX

A. Grundlagen der Dokumentation 1

    I. Vorbemerkung 1

        1. Allgemeines..1

        2. Patientenrechtegesetz...2

    II. Zweck und Begriff der Dokumentation 3

    III. Dokumentationspflicht und Rechtsgrundlagen 4

B. Inhalt und Umfang der Dokumentation 9

    I. Ärztliche Dokumentation 9

        1. Verlaufsdokumentation..9

        2. Dokumentation der Aufklärung...11

        3. Dokumentation der Patientenentscheidungen......................15

    II. Pflegerische Dokumentation 17

    III. Dokumentation der Maßnahmen des therapeutischen Teams 20

    IV. Umfang der Dokumentation 21

    V. Dokumentation unter leistungsrechtlichen Gesichtspunkten 24

        1. Überprüfung der Notwendigkeit der Krankenhausbehandlung
           – § 275 Abs. 1c SGB V 24

        2. Änderung des § 17c KHG durch das Beitragsschuldengesetz 25

        3. Überprüfung der Abrechnung des Krankenhauses 27

        4. Zusammenfassung...28

VI. **Fotodokumentation** 32

    1. Datenschutzrechtliche Aspekte 32

    2. Strafrechtliche Aspekte.. 33

VII. **Dokumentation im weiteren Sinne** 36

VIII. **Zuständigkeit für die Dokumentation**.. 38

C. **Organisatorische Hinweise**... 39

D. **Ergänzende Aspekte** 41

    I. **Beweisrechtliche Konsequenzen eines Dokumentationsmangels** 41

        1. Haftungsrechtliche Konsequenzen 41

        2. Leistungsrechtliche Konsequenzen 43

    II. **Aufbewahrung (Archivierung)** 44

        1. Pflicht zur Aufbewahrung.. 44

        2. Zusammenführung zu einer Gesamtdokumentation............................ 45

        3. Eigentumsverhältnisse an den Krankenunterlagen 45

        4. Dauer der Aufbewahrung 46

            a) Gesetzliche Einzelvorschriften 47

            b) Problem des Prozessrisikos 50

        5. Ort der Aufbewahrung (interne und externe Archivierung) 54

            a) Interne Archivierung 54

            b) Externe Archivierung... 55

        6. Umgang mit Patientenakten im Falle der Schließung......................... 58

            a) Dauer der Aufbewahrung 59

            b) Zuständigkeit für die Aufbewahrung.. 59

            c) Form der Aufbewahrung 60

            d) Sonderfall der Insolvenz.. 60

III. Dokumentations- und Archivierungsformen
(technische Durchführung der Aufbewahrung) 62

    1. Digitale Dokumentation und Archivierung: 62

        a) Beweiswert elektronischer Dokumente 62

        b) Datenschutzrechtliche Vorgaben bei der elektronischen
           Dokumentation und Archivierung 65

    2. Digitale Archivierung von Röntgen- und sonstigen Bildern 68

    3. Mikroverfilmung 70

IV. Telefax und E-Mail 71

V. Einsichtnahmerecht des Patienten 72

    1. Einsichtnahme...72

    2. Herausgabe von Kopien und Kostenerstattung 74

    3. Recht auf Auskunft 77

E. Anhang 79

I. PatientenrechteG – Auszug (§§ 630f – 630g BGB) 81

II. Vorschriften aus dem Strahlenschutzgesetz (§ 85 StrlSchG)
und der Strahlenschutzverordnung (§§ 124, 127 StrlSchV) 83

III. Tabelle über Aufbewahrungspflichten und -fristen
von behandlungsbezogenen Dokumenten im Krankenhaus 87

IV. Teil I der Orientierungshilfe Krankenhausinformationssysteme
der Datenschutzbeauftragten des Bundes und der Länder 107

V. Szenarienkatalog der Datenschutzbeauftragten zum
Datenaustausch stationärer und ambulanter Leistungserbringer 125

VI. Formulierungshilfe zur Erstellung einer Dienstanweisung
über die Durchführung der Dokumentation 133

Vorwort

Die Deutsche Krankenhausgesellschaft hat 1990 erstmalig „Hinweise zur Dokumentation der Krankenhausbehandlung" verabschiedet, die in der täglichen Krankenhauspraxis eine erhebliche Verbreitung gefunden haben. Gerade in den letzten Jahren hat sich die Rechtsprechung zur Haftung aufgrund eines Dokumentationsmangels zu Lasten sowohl der Krankenhausträger als auch der Ärzte und Pflegekräfte deutlich verschärft. Zwar betonen die Gerichte, dass sich der Inhalt und der Umfang der Dokumentation nicht nach Beweissicherungsaspekten für einen eventuellen späteren Arzthaftungsprozess richten, sondern sich an den wesentlichen medizinischen und tatsächlichen Feststellungen orientieren sollen. Dieser – vom Ansatz her sicherlich begrüßenswerte – Appell führt jedoch in der Praxis durch die zunehmend strengere Rechtsprechung im Dokumentationsbereich zu Verunsicherungen bei den täglich mit dieser Thematik befassten Ärzten und Pflegekräften. Darüber hinaus wirft die Anwendung moderner digitaler Dokumentations- und Archivierungsverfahren eine Vielzahl rechtlicher Fragestellungen auf, deren Berücksichtigung für den Krankenhausträger vor allem bei geplanten Investitionen in diesem Bereich unabdingbar ist.

Neben der Vertiefung und Aktualisierung der bereits in der Vorauflage angesprochenen Themenbereiche stellen zahlreiche neue gesetzliche Vorgaben, die auch im Bereich der Dokumentation eine wichtige Rolle spielen, wie beispielsweise die Neuregelung des Strahlenschutzgesetzes und Aktualisierung der Strahlenschutzverordnung sowie die EU-Datenschutz-Grundverordnung (DS-GVO), Schwerpunkte der Überarbeitung dar. Die datenschutzrechtlichen Vorgaben der DS-GVO wurden hinsichtlich der Rechte Betroffener auf Löschung personenbezogener Daten, die bei der empfohlenen Aufbewahrungsdauer von Patientenunterlagen im Krankenhaus für einen Zeitraum von 30 Jahren eine Rolle spielen, und im Bereich der Auftragsverarbeitung berücksichtigt. Zudem wurde ein eigener Passus zum Recht auf Auskunft gemäß Art. 15 DS-GVO aufgenommen. Die Vorgaben des aktuellen Strahlenschutzgesetzes und der aktuellen Strahlenschutzverordnung wurden eingearbeitet. Darüber hinaus wurde ein eigener Passus zum Thema „Fotodokumentation" aufgenommen. Darin werden sowohl datenschutzrechtliche als auch strafrechtliche Aspekte behandelt. Die Ausführungen kommen zu dem Ergebnis, dass für eine behandlungsbezogene Fotodokumentation sowohl in datenschutzrechtlicher als auch in strafrechtlicher Hinsicht keine Einwilligung des Patienten erforderlich ist, da deren Erstellung auf vorhandene gesetzliche Grundlagen gestützt werden kann.

Die jetzt vorliegende 6. Auflage richtet sich nicht nur an Chefärzte, leitende Pflegekräfte, nachgeordnete Ärzte und Pflegekräfte, sondern vor allem an den Krankenhausträger selbst. Dieser sollte zur Vermeidung eines Organisationsverschuldens eine Dienstanweisung über die Durchführung der Dokumentation erstellen. Aus diesem Grund enthält die überarbeitete Fassung in ihrem Anhang eine Formulierungshilfe zur Erstellung einer entsprechenden Dienstanweisung.

Der Vorstand der Deutschen Krankenhausgesellschaft hat der überarbeiteten Fassung in seiner 298. Sitzung am 12.11.2019 in Berlin zugestimmt.

Georg Baum
Hauptgeschäftsführer der Deutschen Krankenhausgesellschaft

A. Grundlagen der Dokumentation

I. Vorbemerkung

1. Allgemeines

Zur ordnungsgemäßen Versorgung der Patienten ist die Dokumentation der Krankenhausbehandlung unerlässlich. Sie stellt zudem eine rechtliche Verpflichtung gegenüber dem Patienten dar und dient als Mittel zum Nachweis der vorgenommenen ärztlichen und pflegerischen Maßnahmen. Aber auch der Aspekt der Qualitätssicherung und vor allem – aufgrund zahlreicher Abrechnungsüberprüfungen durch den Medizinischen Dienst der Krankenkassen – leistungsrechtliche Gesichtspunkte verlangen eine ordnungsgemäße und damit möglichst detaillierte Dokumentation, die als wichtige Grundlage für die Abrechnung der erbrachten Krankenhausleistungen dient.

Gerade die Vielfalt der ärztlichen und pflegerischen Funktionsabläufe im Krankenhaus trägt dazu bei, dass der Dokumentation der Krankenhausbehandlung ein hoher Stellenwert zukommt. Sie dient zugleich der Information der behandelnden Ärzte, des beteiligten Pflegepersonals und der mit- und nachbehandelnden Ärzte. Die Krankengeschichte, die die Dokumentation der Krankenhausbehandlung enthält, umfasst primär die ärztliche und die pflegerische Dokumentation, deren Inhalt im Folgenden konkretisiert wird. Aus Beweissicherungsgründen besitzt auch die Dokumentation der Aufklärung des Patienten eine besondere Bedeutung. Ihr ist ein gesonderter Abschnitt gewidmet.

Die Broschüre soll einen Überblick darüber geben, aufgrund welcher rechtlichen Grundlagen die Dokumentation im Einzelnen zu erfolgen hat und welchen Umfang sie notwendigerweise haben sollte. In diesem Zusammenhang ist es allerdings nicht möglich, konkrete Hinweise zur Organisation der Dokumentation und Archivierung zu geben, da die Ausgestaltung vor Ort letztlich in die Entscheidungshoheit des einzelnen Krankenhausträgers fällt.

Zur praktikablen Handhabung sind den detaillierten Textausführungen Kurzzusammenfassungen der jeweiligen Themenabschnitte in Fettdruck vorangestellt. Hierdurch soll dem Leser ein – die wesentlichen Gesichtspunkte enthaltender – Überblick verschafft und eine schnelle Information ermöglicht werden. Zudem finden sich diese Kurzzusammenfassungen im Wesentlichen in der im Anhang enthaltenen Formulierungshilfe für den Krankenhausträger zur Erstellung einer Dienstanweisung über die Durchführung der Dokumentation wieder. Diese Dienstanweisung sollte der Krankenhausträger auf jeden Fall zur Vermeidung eines Organisationsverschuldens erlassen und deren Befolgung in regelmäßigen Abständen kontrollieren.

Zur weiteren Information sind darüber hinaus im Anhang Empfehlungen des Bundesbeauftragten für den Datenschutz bzw. der einzelnen Landesdatenschutzbeauftragten sowie relevante Rechtsvorschriften in ihrem Wortlaut abgedruckt. Es findet sich außerdem eine aktuelle Tabelle über Aufbewahrungspflichten und -fristen von behandlungsbezogenen Dokumenten im Krankenhaus.

2.　Patientenrechtegesetz

Während die an eine rechtssichere Dokumentation gestellten Anforderungen in der Vergangenheit in der Regel nicht gesetzlich geregelt waren, sondern sich alleine aus der Rechtsprechung ergaben, verpflichtete sich die Bundesregierung im Rahmen ihrer Koalitionsvereinbarung vom 26.10.2009, die Rechte von Patienten in einem eigenen Gesetz zu regeln. Dementsprechend wurde ein Gesetz zur Verbesserung der Rechte von Patientinnen und Patienten (sog. Patientenrechtegesetz) verabschiedet, das seit dem 26.02.2013 in Kraft ist.[1] Bei dem Gesetz handelt sich im Wesentlichen nicht um Neuregelungen, sondern um eine Kodifizierung der bisherigen richterrechtlich entwickelten Grundsätze.[2]

Durch das Patientenrechtegesetz ist ein neuer § 630f „Dokumentation der Behandlung" in das Bürgerliche Gesetzbuch (BGB) aufgenommen worden. Daneben sind weitere für die Dokumentation relevante Regelungen in den neuen § 630e „Aufklärungspflichten" und § 630g „Einsichtnahme in die Patientenakte" in das BGB aufgenommen worden. Die Vorschriften finden sich in einem Auszug aus dem Patientenrechtegesetz unter **Teil E, Anhang I.**

---

[1]　Gesetz zur Verbesserung der Rechte von Patientinnen und Patienten (Patientenrechtegesetz) vom 20.02.2013, BGBl. I, S. 277

[2]　BT-Drucksache 17/10488 vom 15.08.2012, S. 9

II. Zweck und Begriff der Dokumentation

Die Dokumentation ist als Instrument für die ordnungsgemäße Versorgung des Patienten unverzichtbar. Sie informiert den behandelnden Arzt, die mit- und nachbehandelnden Ärzte und die zuständigen Pflegekräfte. Durch sie wird die Koordination des arbeitsteiligen Zusammenwirkens der für die Behandlung Verantwortlichen sichergestellt. Durch sie sollen der Krankheitsverlauf und die durchgeführten Behandlungsmaßnahmen für einen Fachmann erkennbar werden.

Die Dokumentation ist die Aufzeichnung ärztlicher und pflegerischer Tätigkeiten. Sie erstreckt sich insbesondere auf Anamnese, Diagnose, Therapie, Krankheitsverlauf sowie die getroffenen Maßnahmen und deren Wirkung. Um eine den medizinischen Erfordernissen und Standards adäquate Patientenversorgung zu gewährleisten, ist eine Arbeitsteilung im Krankenhaus notwendig, sinnvoll und üblich. Die Dokumentation soll die wesentlichen medizinischen und tatsächlichen Feststellungen des Behandlungsgeschehens beinhalten und damit primär patientenbezogen erfolgen. Inhalt und Umfang der Dokumentation sollten sich nicht in erster Linie nach haftungsrechtlichen Aspekten richten.

Zum Inhalt der ärztlichen und pflegerischen Dokumentation und zum erforderlichen Umfang der Dokumentation vgl. Teil B.

III.   Dokumentationspflicht und Rechtsgrundlagen

Die Dokumentation ist eine Pflicht und Teil der dem Patienten geschuldeten Leistungen aus dem Behandlungsvertrag, wobei die Krankenhausärzte, das Pflegepersonal und sonstige nichtärztliche Mitarbeiter als Erfüllungsgehilfen des Krankenhausträgers tätig werden. Darüber hinaus ergibt sich die Dokumentationspflicht aus § 630f BGB, dem Berufsrecht der Ärzte sowie aus spezialgesetzlichen Regelungen.[3]

In Abkehr von der früheren Rechtsprechung, die Aufzeichnungen des Arztes bzw. die Führung ordnungsgemäßer Krankenunterlagen lediglich als eine im Belieben des Arztes stehende Gedächtnisstütze qualifizierte, ist seit vielen Jahren allgemein anerkannt, dass eine Pflicht des Arztes zur ordnungsgemäßen Dokumentation – als Bestandteil einer sorgfältigen Behandlung – besteht.[4] Dies resultiert u.a. daraus, dass durch eine unzureichende Dokumentation die weitere Behandlung des Patienten sowohl durch denselben Arzt, als auch durch dessen Nachfolger entscheidend erschwert werden kann.[5]

Durch das Patientenrechtegesetz[6] ist die durch die Rechtsprechung schon seit vielen Jahren bejahte Dokumentationspflicht in § 630f Abs. 1 und 2 BGB gesetzlich verankert worden. Danach ist der Behandelnde verpflichtet, zum Zweck der Dokumentation in unmittelbarem zeitlichen Zusammenhang mit der Behandlung eine Patientenakte in Papierform oder elektronisch zu führen. Der Behandelnde ist verpflichtet, in der Patientenakte sämtliche aus fachlicher Sicht für die derzeitige und künftige Behandlung wesentlichen Maßnahmen und deren Ergebnisse aufzuzeichnen, insbesondere die Anamnese, Diagnosen, Untersuchungen, Untersuchungsergebnisse, Befunde, Therapien und ihre Wirkungen, Einwilligungen und Aufklärungen. Arztbriefe sind in die Patientenakte aufzunehmen.

Zudem ergibt sich die Dokumentationspflicht des Arztes aus § 10 Abs. 1 der (Muster-) Berufsordnung für die deutschen Ärztinnen und Ärzte – MBO-Ä 1997 (Stand 2018)[7], wonach Ärzte über die in Ausübung ihres Berufes gemachten Feststellun-

---

[3]   Wie bereits unter Teil A, Kap. I.2. dargestellt, ist die bestehende Verpflichtung zur Dokumentation in § 630f Abs. 1 und 2 BGB gesetzlich verankert worden. Hinsichtlich des Wortlautes von § 630f Abs. 1 und 2 BGB vgl. auch Teil E, Anhang I. Vgl. zur Begründung auch BT-Drucksache 17/10488 vom 15.08.2012, S. 9

[4]   BGH, Urteil vom 23.11.1982 – VI ZR 222/79 = NJW 1983, 328; OVG NRW – Landesberufsgericht für Heilberufe NRW, Urteil vom 25.11.2015 – 6 t A 2679/13.T. = MedR 2016, 731 m. Anm. v. Schlund = GesR 2016, 114; Fiekas, MedR 2016, 32, 33; vgl. auch Geiß/Greiner, Arzthaftpflichtrecht, 7. Auflage 2014, Teil B, Rn. 202 mit weiteren Nachweisen

[5]   BGH, Urteil vom 27.06.1978 – VI ZR 183/76 = NJW 1978, 2337; OVG NRW – Landesberufsgericht für Heilberufe NRW, Urteil vom 25.11.2015 – 6 t A 2679/13.T. = MedR 2016, 731 m. Anm. v. Schlund = GesR 2016, 114; OLG Nürnberg, Urteil vom 20.04.2017 – 5 U 458/16 = GesR 2017, 650; LG Dortmund, Urteil vom 17.05.2018 – 12 O 388/16 = MedR 2018, 975 m. Anm. v. Dahm

[6]   Gesetz zur Verbesserung der Rechte von Patientinnen und Patienten (Patientenrechtegesetz) vom 20.02.2013, BGBl. I, S. 277

[7]   MBO-Ä 1997 in der Fassung der Beschlüsse des 121. Deutschen Ärztetages 2018 in Erfurt, zuletzt geändert durch Beschluss des Vorstandes der Bundesärztekammer am 14.12.2018, abrufbar unter www.bundesaerztekammer.de

gen und getroffenen Maßnahmen die erforderlichen Aufzeichnungen zu machen haben. Für den Vertragsarzt gilt zusätzlich die Vorschrift des § 57 Bundesmantelvertrag-Ärzte (BMV-Ä) vom 01.10.2013 (Stand: 01.01.2019).[8]

Darüber hinaus ergeben sich aus einigen **spezialgesetzlichen Regelungen** weitere gesonderte Dokumentationspflichten:

– § 85 des Gesetzes zum Schutz vor der schädlichen Wirkung ionisierender Strahlung (**Strahlenschutzgesetz** – StrlSchG) [9]

Gemäß § 85 Abs. 1 StrlSchG hat der Strahlenschutzverantwortliche dafür zu sorgen, dass über die Anwendung ionisierender Strahlung oder radioaktiver Stoffe am Menschen Aufzeichnungen angefertigt werden. Die Aufzeichnungen müssen Folgendes enthalten:

1. Angaben zur rechtfertigenden Indikation,

2. den Zeitpunkt und die Art der Anwendung,

3. Angaben zur Exposition

   a) der untersuchten oder behandelten Person oder zur Ermittlung dieser Exposition, einschließlich einer Begründung im Falle der Überschreitung diagnostischer Referenzwerte, sowie

   b) von Betreuungs- und Begleitpersonen, sofern nach der Rechtsverordnung nach § 86 Satz 2 Nummer 3 ihre Körperdosis zu ermitteln ist,

4. den erhobenen Befund einer Untersuchung,

5. den Bestrahlungsplan und das Bestrahlungsprotokoll einer Behandlung.

Die Aufzeichnungen sind gegen unbefugten Zugriff und unbefugte Änderung zu sichern.

Darüber hinaus hat der Strahlenschutzverantwortliche gemäß § 124 Abs. 1 der Strahlenschutzverordnung (StrlSchV)[10] dafür zu sorgen, dass eine Person, an der ionisierende Strahlung oder radioaktive Stoffe angewendet werden, vor der Anwendung über das Risiko der Strahlenanwendung informiert wird. Gemäß § 124 Abs. 2 StrlSchV hat der Strahlenschutzverantwortliche außerdem dafür zu sorgen, dass Betreuungs- oder Begleitpersonen vor dem Betreten des Kontrollbereichs über mögliche Gefahren der Exposition aufgeklärt werden und

---

[8]   Bundesmantelvertrag-Ärzte (BMV-Ä) vom 01.01.2019, abrufbar unter www.kbv.de

[9]   Strahlenschutzgesetz (StrlSchG) vom 27.06.2017, BGBl. I, S. 1966, zuletzt geändert durch Artikel 2 des Gesetzes vom 27.06.2017, BGBl. I, S. 1966

[10] Strahlenschutzverordnung (StrlSchV), Artikel 1 der Verordnung zur weiteren Modernisierung des Strahlenschutzrechts vom 29.11.2018, BGBl. I, S. 2034

geeignete schriftliche Hinweise angeboten und auf Wunsch ausgehändigt bekommen.[11]

Die zuvor zitierten Vorschriften des StrlSchG und der StrlSchV sind im **Anhang** abgedruckt. Auf die hierbei zu beachtenden Aufbewahrungsfristen wird unter Teil D, Kap. II.4. eingegangen.

- Das Gesetz zur Regelung des Transfusionswesens (**Transfusionsgesetz** – TFG)[12] regelt das Blutspende- und Transfusionswesen. Die Krankenhäuser werden hierdurch zu einer produkt- und chargenbezogenen sowie patientenbezogenen Dokumentation insbesondere als Grundlage für ggf. erforderliche Rückverfolgungsmaßnahmen und für das Meldewesen verpflichtet. Zentrale Dokumentationspflichten existieren vor allem für den Bereich der Spendeentnahme, des Erwerbs und der Abgabe von Blutprodukten und Plasmaproteinen sowie der Anwendung der Blutprodukte/Plasmaproteine. Darüber hinaus haben Krankenhäuser für den Bereich der Rückverfolgung sicherzustellen, dass die Daten der Dokumentation patienten- und produktbezogen genutzt werden können.[13] Zu den im TFG bestimmten Aufbewahrungsfristen vgl. Teil D, Kap. II.4.

- Die Vorschriften des Gesetzes über die Spende, Entnahme und Übertragung von Organen (**Transplantationsgesetz** – TPG)[14] verlangen unter anderem die Dokumentation der Beteiligung von Angehörigen bzw. von Personen, die dem möglichen Organspender bis zu seinem Tode in besonderer persönlicher Verbundenheit nahegestanden haben, im Zusammenhang mit der Zustimmung zur Organentnahme, sofern weder eine schriftliche Einwilligung noch ein schriftlicher Widerspruch des möglichen Organspenders vorliegt. Ferner sind die Untersuchungsergebnisse im Rahmen der Feststellung des Todes, die Aufklärung bei Organentnahmen von lebenden Personen und die Organentnahme,

---

[11] Durch die Reform des Strahlenschutzrechts sind Arztpraxen und Krankenhäuser seit dem 01.01.2019 nicht mehr gesetzlich verpflichtet, Patienten Röntgenpässe anzubieten und darin Eintragungen vorzunehmen. Das Bundesamt für Strahlenschutz (BfS) weist aber auf seiner Homepage darauf hin, dass der Röntgenpass ein wichtiges Instrument ist, um unnötige Wiederholungsuntersuchungen zu vermeiden und Vergleichsmöglichkeiten mit vorherigen Aufnahmen zu schaffen. Daher empfiehlt das BfS Patienten, vor jeder neuen Röntgenuntersuchung den Röntgenpass vorzulegen und um Eintragung ihrer Röntgenaufnahmen zu bitten. Dazu kann der bestehende Röntgenpass weiter verwendet oder ein neues Formular auf der Homepage des BfS heruntergeladen werden. Auf Wunsch des Patienten sollten also weiterhin wie bisher die entsprechenden Eintragungen vorgenommen werden.

[12] Transfusionsgesetz (TFG) in der Fassung der Bekanntmachung vom 28.08.2007, BGBl. I, S. 2169, zuletzt geändert durch Artikel 13 des Gesetzes vom 06.05.2019, BGBl. I, S. 646

[13] Vgl. zu diesem Themenkomplex auch die Richtlinie zur Gewinnung von Blut und Blutbestandteilen und zur Anwendung von Blutprodukten (Richtlinie Hämotherapie), aufgestellt gemäß §§ 12a und 18 TFG, Gesamtnovelle 2017 vom 04.10.2017, BAnz AT 06.11.2017 B5, sowie das Votum (V34) des Arbeitskreises Blut des BMG „Verfahren zur Rückverfolgung (Look Back) gem. § 19 TFG" vom 14.06.2006, Bundesgesundheitsblatt – Gesundheitsforschung – Gesundheitsschutz 2006, 49: 940–957, zuletzt geändert am 07.11.2012 durch Votum 42 (V42), Bundesgesundheitsblatt 2013, 56: 476–478

[14] Transplantationsgesetz (TPG) in der Fassung der Bekanntmachung vom 04.09.2007, BGBl. I, S. 2206, zuletzt geändert durch Artikel 1 des Gesetzes vom 22.03.2019, BGBl. I, S. 352

-vermittlung und -übertragung zu dokumentieren. Zu den hierbei zu beachtenden Aufbewahrungsfristen vgl. Teil D, Kap. II.4.

- Gemäß § 15 **Medizinprodukte-Betreiberverordnung (MPBetreibV)**[15] bestehen besondere Pflichten bei implantierbaren Medizinprodukten. Dazu zählen
gemäß § 15 Abs. 2 MPBetreibV auch besondere Dokumentationspflichten.
Danach hat der Betreiber einer Einrichtung, in der die in Anlage 3 der
MPBetreibV genannten Medizinprodukte implantiert werden, die Dokumentation zu diesen Implantaten, mit der Patienten im Falle von korrektiven Maßnahmen eindeutig identifiziert und erreicht werden können, **seit dem 01.10.2015**
so aufzubewahren, dass der betroffene Patientenkreis innerhalb von **drei
Werktagen** über den Typ und die Chargen- oder Seriennummer des Implantates sowie über den Namen des Herstellers ermittelt werden kann. Bezüglich
des genauen Umfangs der in § 15 Abs. 2 MPBetreibV geforderten Dokumentation kann eine Anleihe bei der vorherigen Regelung in § 16 Abs. 2 Medizinprodukte-Sicherheitsplanverordnung (MPSV) genommen werden. Es handelt sich
hierbei um den Namen, das Geburtsdatum und die Anschrift des Patienten,
das Datum der Implantation, den Typ und die Chargen- oder Seriennummer
des Implantats sowie den Verantwortlichen nach § 5 des Medizinproduktegesetzes.

- §§ 35 ff. der Berliner Verordnung über Errichtung und Betrieb von Krankenhäusern, Krankenhausaufnahme, Führung von Krankengeschichten und Pfle-
gedokumentationen und Katastrophenschutz in Krankenhäusern (**Berliner
Krankenhaus-Verordnung** – KhsVO) vom 30. August 2006 (GVBl. Nr. 32,
S. 907).[16]

Soweit keine gesetzliche Regelung der Dokumentationspflicht festgelegt ist, muss
die rechtliche Bewertung anhand der Rechtsprechung (vgl. Teil B, Kap. IV) erfolgen.

---

[15]   Medizinprodukte-Betreiberverordnung (MPBetreibV) in der Fassung der Bekanntmachung vom 21.08.2002,
BGBl. I, S. 3396, zuletzt geändert durch Artikel 9 der Verordnung vom 29.11.2018, BGBl. I, S. 2034

[16]   Berliner Krankenhaus-Verordnung (KhsVO) vom 30.08.2006, GVBl. Nr. 32, S. 907, zuletzt geändert durch
Artikel 1 der Ersten ÄndVO vom 27.03.2017, GVBl. S. 284; außerdem abgedruckt in Krankenhausrecht
2017/2018, Rechtsvorschriften der Länder, 7. Auflage 2017, DKVG mbH, Düsseldorf, und Kohlhammer
Verlag, Stuttgart

B. Inhalt und Umfang der Dokumentation

Die Dokumentation der Krankenhausbehandlung umfasst primär die ärztliche und die pflegerische Dokumentation. Darüber hinaus sind die Maßnahmen des therapeutischen Teams zu dokumentieren. Der Dokumentationspflicht unterliegen alle für die Behandlung der Krankheit wesentlichen medizinischen und tatsächlichen Feststellungen, die getroffenen anamnestischen, diagnostischen und therapeutischen sowie alle sonstigen Maßnahmen/Verfahren, die für die Versorgung des Patients von Bedeutung sind. Bei der Erstellung der Dokumentation lassen sich zwar die nachfolgend dargestellten Verantwortungsbereiche abgrenzen, letztlich handelt es sich bei der Krankengeschichte des Patienten aber um eine einheitliche und aufeinander abgestimmte Gesamtdokumentation (vgl. hierzu auch die organisatorischen Hinweise unter Teil C).[17]

I. Ärztliche Dokumentation

Zum Bereich der ärztlichen Dokumentation gehören die Sachverhalte, die den ärztlichen Verantwortungsbereich umfassen. Die ärztliche Dokumentation besteht im Wesentlichen aus der Verlaufsdokumentation, der Dokumentation der Aufklärung und der Dokumentation der Patientenentscheidungen. In bestimmten Fällen, wie z.B. zur Erfüllung entsprechender Vorgaben von OPS-Kodes, kann auch die Dokumentation von Behandlungszielen sinnvoll sein.[18] Die Ausführungen zur ärztlichen Dokumentation gelten entsprechend auch für Psychotherapeuten und Zahnärzte.

1. Verlaufsdokumentation

Bestandteile der Verlaufsdokumentation sind das Krankenblatt, die geordnete Sammlung der Befunde und die Verlaufskurven.

• Krankenblatt

Im Krankenblatt werden die vom Patienten und seinen Angehörigen gemachten Angaben zur gesundheitlichen und sozialen Vorgeschichte (Anamnese), die augenblickliche Medikation sowie die aktuellen Beschwerden, die Befunde der körperlichen Erstuntersuchung, weitere persönlich vom behandelnden Arzt gemachte Feststellungen und alle sonstigen für den Krankheitsverlauf wichtigen Angaben verzeichnet. Hierzu gehören auch ärztliche Beurteilungen, Diagnosen, Verdachtsdiagnosen, Hinweise zur Prognose sowie ärztliche Anordnungen und Maßnahmen usw. Falls nicht durch detailliert geführte Verlaufskurven entbehrlich, ist der Krankheitsverlauf durch zeitnahe Vermerke festzuhalten. Das Krankenblatt wird mit einer

---

[17] Vgl. hierzu insgesamt auch Siebenhüner/Pehlke, Pflege- und Krankenhausrecht 2013, S. 93 ff.

[18] Vgl. hierzu insgesamt auch Schlund, MedR 2016, 734

Epikrise bzw. einem Arztbrief abgeschlossen und durch den behandelnden Arzt unterzeichnet.

Bei Verlegung des Patienten innerhalb des Krankenhauses ist jeder Behandlungsabschnitt mit einem kurzen Resümee abzuschließen und vom behandelnden Arzt abzuzeichnen. Hierdurch werden die behandelnden Ärzte der aufnehmenden Station über den bisherigen Behandlungsverlauf und alle eingeleiteten Maßnahmen informiert.

- **Geordnete Sammlung der Befunde und Aufzeichnungen**

Die Sammlung umfasst sämtliche während der Behandlung anfallenden Befundberichte, Untersuchungsergebnisse, wie Laborbefunde, Berichte über Röntgen-, EKG-, EEG-, Ultraschall- und andere Untersuchungen, histologische und mikrobiologische Befunde, Konsiliarberichte, OP-Berichte, Anästhesie-Protokolle u.a., nicht jedoch Duplikate. Bei EKG-/EEG-Aufzeichnungen, Ultraschallbildern u.ä. kann es in Einzelfällen ausreichen, nur die Unterlagen in die Dokumentation aufzunehmen, auf denen die für die Befunderhebung bedeutsamen Einzelheiten dargestellt sind, und kurz auf die erfolgte mehrfache Erstellung derartiger diagnostischer Unterlagen hinzuweisen. Dies gilt hingegen nicht für Röntgenaufnahmen, Angiofilme o.ä., da gemäß § 85 Abs. 1 Satz 1 StrlSchG über jede Anwendung von Röntgenstrahlen Aufzeichnungen anzufertigen sind.

- **Verlaufskurven**

Es handelt sich hierbei um zeitgerasterte Kurven oder Eintragungen von Körpertemperatur, Pulsfrequenz, Blutdruck u.a., richtungsweisende Labor- und Röntgenbefunde (stichwortartig) sowie andere Untersuchungsergebnisse. Gegebenenfalls kann auch die Dokumentation der Patientencompliance sinnvoll sein. Die Kurven sollen dem Arzt am Patientenbett einen raschen Überblick über das Krankheitsgeschehen ermöglichen; sie können bei detaillierter und lückenloser Führung einen Verlaufsbericht im Krankenblatt ganz oder teilweise ersetzen.

Wenn auch die Führung der Verlaufskurven in den ärztlichen Verantwortungsbereich fällt bzw. der Arzt für deren ordnungsgemäße Erstellung die Letztverantwortung trägt, so wird diese Aufgabe jedoch häufig an das Pflegepersonal delegiert (vgl. zur Zulässigkeit der Delegation unter Teil B, Kap. VIII).

- **Fazit**

Im Ergebnis gilt, dass grundsätzlich alle Unterlagen aufzubewahren sind, die aus medizinischen, haftungsrechtlichen, leistungsrechtlichen oder sonstigen Gründen für die Nachvollziehung des konkreten Behandlungsfalles von Bedeutung sind oder sein können. Ob es im Einzelfall darüber hinaus zweckmäßig sein kann, weitere Unterlagen aufzubewahren, ist eine einzelfallabhängige Entscheidung, die der jeweilige Krankenhausträger im Rahmen einer Risikoabwägung zu treffen hat.

2.   Dokumentation der Aufklärung[19]

Aus haftungsrechtlichen Gründen (Beweissicherung) sollten die wesentlichen Punkte des Aufklärungsgesprächs in knapper Form in die Krankenunterlagen eingetragen werden. Zur Unterstützung bietet sich dabei die Verwendung von vorformulierten Aufklärungsbögen an, wobei derartige – vom Patienten unterzeichnete – Formulare niemals das individuelle Aufklärungsgespräch und dessen Dokumentation ersetzen können. Verzichtet der Patient auf die Durchführung einer Aufklärung, ist dies ebenfalls zu dokumentieren.

Sofern der Patient im Zusammenhang mit der Aufklärung Unterlagen unterzeichnet hat, sind ihm davon gemäß § 630e Abs. 2 Satz 2 BGB Abschriften (Durchschriften/Kopien) auszuhändigen. Die erfolgte Aushändigung sollte dokumentiert und durch den Patienten quittiert werden. Sollte der Patient auf die Aushändigung verzichten, ist dieser Verzicht ebenso zu dokumentieren. Es ist auch grundsätzlich als zulässig anzusehen, den Patienten ausdrücklich zu fragen, ob er auf die Aushändigung der Abschriften verzichten möchte. Die Frage und die entsprechende Antwort sollten ebenfalls dokumentiert werden. Dabei sollte auf die Verwendung vorformulierter Schriftstücke und Stempel verzichtet werden. Vielmehr sollte der Verzicht des Patienten auf Aushändigung der Abschriften vermerkt und durch den Patienten quittiert werden.

- **Dokumentation der Aufklärung unter Verwendung von Aufklärungsbögen**

Ein Rückzug des Arztes auf Formulare und Merkblätter, die er vom Patienten unterzeichnen lässt, reicht in der Regel keinesfalls für eine „prozessfeste" Dokumentation der ordnungsgemäß durchgeführten Aufklärung aus.[20] Derartige vom Patienten unterzeichnete Formulare können das individuelle Aufklärungsgespräch und dessen Dokumentation nicht ersetzen.[21] Aus Beweissicherungsgründen sollten daher immer die wesentlichen und insbesondere kritischen Punkte des Aufklärungsgesprächs in knapper Form in die Krankenunterlagen eingetragen werden. Die Verwendung von vorformulierten Aufklärungsbögen sollte lediglich als Unterstützung und zusätzliches Dokumentationsmittel erfolgen. Insofern bietet es sich an, die Aufklärungsbögen in der Weise zu benutzen, dass sie durch individuelle Skizzen und handschriftliche

---

[19]   Vgl. zu den an die Aufklärung gestellten Anforderungen generell: Empfehlungen zur Aufklärung der Krankenhauspatienten über vorgesehene ärztliche Maßnahmen, Arbeitshilfe der DKG, 7. Auflage 2015, Teil II

[20]   BGH, Urteil vom 05.02.1985 – VI ZR 198/83 = NJW 1985, 1399; zuletzt BGH, Urteil vom 14.03.2006 – VI ZR 279/04 = NJW 2006, 2108: In dieser Entscheidung hat sich der BGH mit der Aufklärung über seltene mit der fremdnützigen Blutspende spezifisch verbundene Gefahren auseinandergesetzt, jedoch nicht eindeutig festgelegt, ob die Übergabe eines Merkblattes ohne zusätzliche mündliche Risikodarstellung den Anforderungen an eine zureichende Aufklärung über die Risiken der Blutspende genügt. In dem Zusammenhang überzeugend jedoch die Entscheidung der Vorinstanz (OLG Zweibrücken, Urteil vom 19.10.2004 – 5 U 6/04 = NJW 2005, 74), wonach im Bereich fremdnütziger Eingriffe eine bloße schriftliche Aufklärung über die Risiken unzureichend sei und das Gespräch mit dem Arzt nicht ersetze; vgl. ausführlich Spickhoff, NJW 2006, S. 2075 ff.

[21]   BGH, Urteil vom 08.01.1985 – VI ZR 15/83 = MedR 1985, 168

Eintragungen zu besonderen Risiken durch den aufklärenden Arzt ergänzt werden (Individualisierung).[22] Darüber hinaus muss bei der Verwendung derartiger Merkblätter unbedingt deren Vollständigkeit überprüft werden und ggf. im Aufklärungsgespräch eine **ergänzende bzw. korrigierende Erläuterung** der möglichen Eingriffsrisiken durchgeführt und dokumentiert werden. Die häufig in Aufklärungsbögen enthaltene Formulierung, dass dem Patient die Möglichkeit eingeräumt wurde, bei Unklarheiten bzw. bei Wunsch nach vertiefenden Informationen den Arzt zu befragen, kann eine Verharmlosung der Eingriffsrisiken im Text des Merkblatts nicht ausgleichen[23] und insofern auch nicht den o.g. zusätzlichen – d.h. über die bloße Dokumentation des Umstandes der Durchführung der Aufklärung hinausgehenden – Beweissicherungszweck erfüllen.

Der BGH hat zwar entschieden, dass es grundsätzlich ausreiche, nur den generellen Umstand der Aufklärung zu dokumentieren. Sofern dies geschehen sei und die Mitarbeiter zudem generell eine ordnungsgemäße und sachgerechte Aufklärung bekunden könnten, könne im Streitfall sogar die **Aussage des Arztes** ausreichen, dass er auch im speziellen Fall – wie sonst auch – umfassend aufgeklärt habe.[24] Durch diese Entscheidung wollte der BGH sicherstellen, dass für die Dokumentation der Aufklärung keine allzu überzogenen Anforderungen aufgestellt werden. Er führte an, dass Aufzeichnungen im Krankenblatt über die Durchführung des Aufklärungsgesprächs und seinen wesentlichen Inhalt zwar nützlich und dringend zu empfehlen seien; ihr Fehlen dürfe aber nicht dazu führen, dass der Arzt regelmäßig beweisfällig für die behauptete Aufklärung bleibe.

Ungeachtet dieser – lediglich einen allgemeinen Grundsatz aufstellenden – Aussage sollte jedoch kein Krankenhausträger oder Arzt das Risiko einer unsicheren Beweissituation eingehen, bloß um geringfügig Dokumentationsaufwand einzusparen. Vor dem Hintergrund, dass in einem **Haftungsprozess** mangels Nachweismöglichkeit des eigentlichen Behandlungsfehlers häufig ein Aufklärungsmangel behauptet wird, empfiehlt sich somit dringend, die oben aufgezeichnete Art und Weise der Dokumentation des Aufklärungsgesprächs vorzunehmen.

Dies gilt umso mehr, als das OLG München[25] entschieden hat, dass ein **nicht ausgefülltes und nicht unterschriebenes Aufklärungsformular** in der Krankenakte eher gegen als für die Durchführung eines Aufklärungsgespräches spreche, da die fehlende Ausfüllung des Formulars ein deutliches Indiz dafür bilde, dass es keine Verwendung gefunden habe. Liege hingegen ein ausgefülltes und unterschriebenes Aufklärungsformular vor, reiche eine glaubhafte Zeugenangabe zum üblichen Inhalt

---

22 OLG Nürnberg, Urteil vom 29.05.2000 – 5 U 87/00 = MedR 2002, 29

23 BGH, Urteil vom 02.11.1993 – VI ZR 245/92 = MedR 1994, 277

24 BGH, Urteil vom 08.01.1985 – a.a.O.; OLG Karlsruhe, Urteil vom 26.06.2002 – 7 U 4/00 = MedR 2003, 229; BGH, Urteil vom 28.01.2014 – VI ZR 143/13 = Chefärzte Brief 2014, 9 mit Anmerkungen von Thissen

25 OLG München, Urteil vom 30.09.2004 – 1 U 3940/03 (LG München I), rechtskräftig = MedR 2006, 431

eines Aufklärungsgespräches in der Regel zum Nachweis der Aufklärung aus, da die Beweisanforderungen an die Behandlerseite nicht überspannt werden dürften.

- **Dokumentation eines telefonisch geführten Aufklärungsgesprächs**

Nur in einfach gelagerten Fällen können Patienten – sofern sie dies wünschen bzw. damit einverstanden sind – grundsätzlich auch im Rahmen eines telefonischen Gesprächs über die Risiken eines bevorstehenden Eingriffs aufgeklärt werden. Ihnen sollte allerdings stets die Möglichkeit eröffnet werden, auch zu einem späteren Zeitpunkt weitere Fragen im Rahmen eines persönlichen Gesprächs stellen zu können.[26] Diesbezüglich ist dringend zu empfehlen, neben der üblichen Dokumentation des Aufklärungsgespräches Folgendes zu dokumentieren:

- den Umstand, dass der Patient ein telefonisches Gespräch gewünscht hat oder damit einverstanden war,

- den Hinweis gegeben zu haben, dass auch später noch Fragen im Rahmen eines persönlichen Gespräches gestellt werden können,

- die Dauer des Telefonates (die einem Gespräch unter Anwesenden entsprechen sollte).

Dies gilt auch, sofern es sich bei dem Patienten um einen Minderjährigen handelt. In einfach gelagerten Fällen kann mit einem Elternteil ein telefonisches Aufklärungsgespräch geführt werden, soweit sichergestellt ist, dass beide Elternteile vor dem Eingriff noch einmal persönlich anwesend sind, um nochmals Gelegenheit zu haben, Fragen zu stellen.[27] Dass der Arzt darauf bestanden hat, dass beide Elternteile noch einmal vor dem Eingriff anwesend sind, um Fragen stellen zu können, bedarf ebenfalls der Dokumentation.

- **Dokumentation der Aufklärung im Rahmen der Arzneimittelgabe**

Nicht in Vergessenheit geraten sollte in diesem Zusammenhang der häufig nicht bedachte Bereich der Arzneimittelgabe. Die Rechtsprechung lässt keine Zweifel daran, dass auch hier eine Aufklärung vor der Arzneimittelgabe obligatorisch ist.[28] Insofern sollte der Arzt die Aufklärung in den Krankenunterlagen dokumentieren.[29] Im Einzelnen ist ein Patient vor dem Einsatz eines neuen Medikaments über dessen – insbesondere typische, schwere und potenziell die Lebensführung beeinträchtigende – Risiken vollständig aufzuklären. Handelt es sich um ein Medikament, das in Deutschland noch nicht zugelassen ist, ist der Patient auch über die noch fehlende

---

[26]   BGH, Urteil vom 15.06.2010 – VI ZR 204/09 = KH 2011, 604 = MedR 2010, 857

[27]   BGH, Urteil vom 15.06.2010 – VI ZR 204/09 = KH 2011, 604 = MedR 2010, 857

[28]   Vgl. hierzu ausführlich: Empfehlungen zur Aufklärung der Krankenhauspatienten über vorgesehene ärztliche Maßnahmen, Arbeitshilfe der DKG, 7. Auflage 2015, Teil II.7.

[29]   Vgl. zu Vorstehendem ausführlich: Bergmann, KH 2006, 134 ff.

Zulassung sowie darüber aufzuklären, dass unbekannte Risiken derzeit nicht auszuschließen sind.[30]

- **Dokumentation der Aufklärung bei Minderjährigen**

Im Zusammenhang mit der Dokumentation der Aufklärung und insbesondere der Einwilligung in einen ärztlichen Eingriff bei Minderjährigen sind grundsätzlich beide Elternteile bzw. Sorgeberechtigten Adressat der Aufklärung und haben die Zustimmung zu erteilen. Die Eltern können sich jedoch – entweder ausdrücklich oder durch schlüssiges Verhalten – gegenseitig ermächtigen, für den anderen Elternteil mit zu entscheiden, so dass es in diesen Fällen nur der Aufklärung und Zustimmung des ermächtigten Elternteils bedarf. Die Annahme einer solchen Ermächtigung liegt in der Regel für den Arzt dann nahe, wenn ein Elternteil mit dem Minderjährigen im Krankenhaus erscheint und es sich um eine alltägliche, **leichte** Erkrankung des Kindes handelt. Handelt es sich hingegen um eine **erheblichere** Erkrankung, sind Grad der Erkrankung und Tiefe des Eingriffs als Beurteilungskriterium, ob eine gesonderte ausdrückliche Einwilligungserklärung beider Sorgeberechtigten vorzuliegen hat, heranzuziehen. Bei erheblichen Erkrankungen mit nicht unbedeutenden Behandlungsrisiken bedarf es der Rückfrage beim erschienenen Elternteil nach dem anderen Elternteil, auf dessen Auskunft der Arzt sodann in der Regel vertrauen darf. Bei **schwereren** Erkrankungen, deren Therapie eingreifend und schwierig ist und im Risikoverwirklichungsfall für die Lebensführung des Kindes mit schweren Beeinträchtigungen einhergehen kann, ist hingegen prinzipiell die Aufklärung und Zustimmung auch des anderen Elternteils erforderlich.[31] Sofern der andere Elternteil nicht erreichbar sein sollte, die Behandlung aber aus medizinischen Gründen nicht aufgeschoben werden kann, sollte die Nichterreichbarkeit ebenfalls dokumentiert werden.

Es ist darauf zu achten, dass Jugendliche im Regelfall in die Aufklärung einbezogen werden und dies auch dokumentiert wird. Abhängig von Alter und persönlichem Entwicklungsstand kann eine (begrenzte) Einwilligungsfähigkeit des Jugendlichen vorliegen. Je nach Schwere des Eingriffs und Aufschiebbarkeit kann entsprechend dem Grad der persönlichen Einsichtsfähigkeit ein Vetorecht des Jugendlichen gegen die Entscheidung der Eltern bestehen.[32]

- **Dokumentation der Aufklärung bei ambulanten Operationen**

Bei der Dokumentation der Aufklärung im Bereich der Durchführung ambulanter Operationen sollte unbedingt der genaue Zeitpunkt der Aufklärung dokumentiert werden, um festzuhalten, dass die von der Rechtsprechung geforderte Bedenkzeit zwischen Patientenaufklärung und Durchführung eines operativen Eingriffs gewahrt wurde. Die Aufklärung des Patienten hat so rechtzeitig zu erfolgen, dass dieser

---

[30] BGH, Urteil vom 27.03.2007 — VI ZR 55/05 = NJW 2007, 2767 = MedR 2007, 653

[31] BGH, Urteil vom 28.06.1988 – VI ZR 288/87 = MedR 1989, 81

[32] BGH, Urteil vom 10. Oktober 2006 – VI ZR 74/05

durch hinreichende Abwägung der für und gegen den Eingriff sprechenden Gründe seine Entscheidungsfreiheit wahren kann.[33] Hat der Patient hingegen den Eindruck, dass er sich nicht mehr aus einem bereits in Gang gesetzten Geschehensablauf lösen kann, kann von einer eigenständigen Entscheidung keine Rede mehr sein.

Bei normalen ambulanten Eingriffen reicht es grundsätzlich aus, wenn die Aufklärung am Tag des Eingriffs erfolgt. Bei größeren ambulanten Eingriffen mit beträchtlichen Risiken dürfte eine Aufklärung erst am Tag des Eingriffs nicht mehr rechtzeitig sein, zumal solchen Operationen gewöhnlich Untersuchungen vorangehen, in deren Rahmen die erforderliche Aufklärung bereits erteilt werden kann.[34] In solchen Fällen ist eine entsprechend frühzeitige Aufklärung angezeigt und erforderlich. Je aufwändiger und komplizierter der Eingriff ist, umso höhere Anforderungen werden an die Aufklärung gestellt. Dies schließt auch die Bedenkzeit für den Patienten mit ein.

Ferner sollte festgehalten werden, dass der Patient u.a. über die Besonderheiten – insbesondere mögliche Probleme in der postoperativen Phase – einer ambulanten Operation aufgeklärt wurde. Diese Notwendigkeit ergibt sich aus den **besonderen Aufsichts- und Überwachungspflichten**, die dem Krankenhausträger bei ambulanten Behandlungen gegenüber dem Patienten obliegen.[35] Diese beinhalten beispielsweise die Pflicht, den Patienten in die Obhut einer Begleitperson zu überlassen bzw. ihn darauf hinzuweisen, dass er nach einer ambulanten Behandlung infolge der Sedierung in seinen Bewegungsabläufen (z.B. mangelnde Verkehrstauglichkeit) eingeschränkt sein kann.

Zudem sollten die Entscheidungskriterien für die Durchführung bzw. Nichtdurchführung der Operation in ambulanter Form (z.B. Eingriffsschwere, Gesundheitszustand des Patienten, Gewährung einer ausreichenden ärztlichen und pflegerischen Versorgung nach der Entlassung) in die Dokumentation aufgenommen werden.

3. Dokumentation der Patientenentscheidungen

Vom Patienten im Rahmen der Behandlung getroffene Entscheidungen (z.B. Verlassen des Krankenhauses entgegen ärztlichem Rat) bzw. niedergelegte Erklärungen (z.B. Patientenverfügungen) sind ebenfalls zu dokumentieren und zur Krankenakte zu nehmen.

Sofern der Patient das Krankenhaus auf eigenen Wunsch und entgegen dem ärztlichen Rat verlassen hat, sollte dies sowie der Umstand, dass er zuvor auf die Konsequenzen des Behandlungsabbruchs bzw. der -unterbrechung hingewiesen worden ist, unbedingt in den Krankenunterlagen dokumentiert werden.[36]

---

[33]   BGH, Urteil vom 25.03.2003 – VI ZR 131/02 = NJW 2003, 2012 = MedR 2003, 576

[34]   BGH, Urteil vom 25.03.2003 – VI ZR 131/02 = NJW 2003, 2012 = MedR 2003, 576

[35]   BGH, Urteil vom 08.04.2003 – VI ZR 265/02 = MedR 2003, 629

[36]   BGH, Urteil vom 19.05.1987 – VI ZR 147/86 = AHRS 6450/37

Zum Inhalt der Dokumentation gehören auch Aufzeichnungen über vom Patienten im Rahmen der Behandlung getroffene Entscheidungen, die etwa in sog. **Patientenverfügungen**[37] niedergelegt sein können. Insbesondere in Fällen, in denen ein Patient bei der Aufnahme ins Krankenhaus darum bittet, seinen Krankenunterlagen eine die Behandlung betreffende Patientenverfügung beizufügen, sollte diesem Wunsch entsprochen werden.[38] Krankenhäuser sind zu einer Aufbewahrung allerdings nicht verpflichtet, wenn der Verfügende nicht im betreffenden Krankenhaus behandelt wird und ohne konkreten Anlass wünscht, dass seine Patientenverfügung verwahrt wird.

Sollte ein Patient den Hinweis erteilen, eine Patientenverfügung hinterlegt zu haben, sollten sowohl der Hinweis auf die Existenz der Verfügung als auch der Name der Person (z.b. Rechtsanwalt/Notar), die die Verfügung aufbewahrt, bzw. der Ort, an dem diese hinterlegt ist (z.b. Zentrales Vorsorgeregister der Bundesnotarkammer), in der Akte dokumentiert werden. Auch wenn Krankenhäuser diese Verfügungen in der Regel selbst nicht werden anfordern können, da dies z.b. beim Zentralen Vorsorgeregister Gerichten vorbehalten ist[39], können sie zu deren Auffinden beitragen.

Sofern ein Patient darauf hinweist, Organspender zu sein (in der Regel durch Vorlage eines Organspendeausweises), sollte auch dieser Hinweis entsprechend in der Akte dokumentiert werden.

---

[37] Hierbei kann es sich auch um kombinierte Schriftstücke handeln, etwa um eine kombinierte Vorsorgevollmacht/Patientenverfügung oder um eine Vorsorgevollmacht, der eine Patientenverfügung als Anlage beiliegt.

[38] Vgl. Hauser, das Krankenhaus 2005, 503 ff.

[39] Weitere Einzelheiten können der Website des Zentralen Vorsorgeregisters der Bundesnotarkammer unter www.vorsorgeregister.de entnommen werden.

II.   Pflegerische Dokumentation

Die pflegerische Dokumentation umfasst die Schritte des prozesshaften Ablaufs der pflegerischen Versorgung:

Hierbei handelt es sich im Wesentlichen um bestehende und auftretende Pflegebedürfnisse, die pflegerische Krankenbeobachtung, Verlaufsbeschreibung, durchgeführte pflegerische Maßnahmen sowie Angaben zur subjektiven Befindlichkeit des Patienten. Sie ist durch die zuständige Pflegekraft abzuzeichnen.

Beim Inhalt der pflegerischen Dokumentation kann beispielhaft im Einzelnen zwischen folgenden Dokumentationsschritten unterschieden werden:

- **Einschätzungsdokumentation/Assessment:**

  Die Einschätzungsdokumentation/das Assessment gliedert sich in die Dokumentation zu anamnestischen und evaluierenden Zwecken:

  Die **Pflegeanamnese** wird bei der Aufnahme des Patienten erstellt. Sie enthält u.a. Informationen des Patienten und seiner Angehörigen über die gesundheitliche und soziale Vorgeschichte des Patienten, Informationen über den aktuellen Gesundheitszustand des Patienten und sich daraus ergebende Schwerpunkte, die für die Pflege relevant sein können. Auch die Ergebnisse einer körperlichen Inspektion sowie die Ergebnisse einer gesonderten Einschätzung von Risiken unter Verwendung von Skalen (z.B. Dekubitus oder Sturz) können in die Pflegeanamnese aufgenommen werden.

  Im Rahmen der **Pflegeevaluierung** wird entweder regelmäßig oder situativ eine erneute Einschätzung der bei der Pflegeanamnese festgestellten Beobachtungen vorgenommen. Ihr Inhalt besteht aus neuen oder ergänzenden Informationen des Patienten und seiner Angehörigen, eigenen pflegefachlichen Beobachtungen und Ergebnissen der sich wiederholenden körperlichen Inspektionen und Risikoeinschätzungen.

- **Planungsdokumentation:**

  Die Planungsdokumentation gliedert sich in die Dokumentation der Pflegeziele und geplanten Pflegemaßnahmen:

  In der **Pflegezieldokumentation** werden u.a. die Evaluierungszeitpunkte angegeben. Die Dokumentation der Pflegeziele richtet sich im Wesentlichen nach dem Ergebnis der Pflegeanamnese und -evaluierung und kann in einem Pflegeplanungsbogen erfolgen.

  Bei der Dokumentation der **geplanten Pflegemaßnahmen** werden die zur Erreichung der definierten Pflegeziele erforderlichen Maßnahmen durch eine pflegerische Anordnung festgelegt. Diese Dokumentation richtet sich ebenfalls nach dem Ergebnis der Pflegeanamnese und -evaluierung und kann in einem Pflegeplanungsbogen erfolgen.

- **Intervention:**

  Die so genannte Intervention gliedert sich in die Dokumentation der Krankenbeobachtung und der geleisteten bzw. nicht geleisteten Maßnahmen.

  Die Dokumentation der **Krankenbeobachtung** enthält u.a. neue oder ergänzende Informationen des Patienten und seiner Angehörigen sowie atypische Verläufe und Reaktionen auf Pflegemaßnahmen oder Medikamente.

  Die Dokumentation der **durchgeführten Maßnahmen** beinhaltet Angaben zu konkret durchgeführten situativen Handlungen, zu durchgeführten pflegerisch und ärztlich angeordneten Maßnahmen sowie zu nicht durchgeführten Maßnahmen (wenn beispielsweise eine Mobilisation nicht möglich war oder eine Injektion verweigert wurde etc.).

- **Abschlussdokumentation:**

  Bei der pflegerischen Abschlussdokumentation handelt es sich um den **Verlegungs- bzw. Entlassungsbericht.** In ihr sollten alle pflegerelevanten Informationen zum Patienten und pflegerischen Verläufe enthalten sein – nicht jeder Patient benötigt aber einen Entlassungsbericht (abhängig vom Pflege- und Hilfebedarf). Die Dokumentation erfolgt auf entsprechenden Formularen und wird dem Patienten mitgegeben. Die Kopie wird der Pflegedokumentation beigefügt. Bei Verlegung des Patienten innerhalb des Krankenhauses ist jeder Pflegeabschnitt mit einem kurzen Resümee und Pflegeempfehlungen abzuschließen und abzuzeichnen.

Der Zeitpunkt der Dokumentation orientiert sich am Zustand des Patienten und am ausgeführten Pflegesystem. So findet z.B. bei Funktionspflege oder im intensivpflegerischen Bereich die Dokumentation unmittelbar nach den jeweiligen Maßnahmen und Beobachtungen statt. In der Bezugspflege ist je nach Situation des Patienten am Schichtende zu dokumentieren. Je aufwändiger sich die Pflege gestaltet bzw. je häufiger sich der Zustand des Patienten ändert, desto zeitnaher sollte dokumentiert werden.[40]

Durch die zunehmende Abbildung pflegerischer Maßnahmen im Operationen- und Prozedurenschlüssel (OPS), insbesondere in den so genannten Komplexkodes, ist die Berücksichtigung leistungsrechtlicher Gesichtspunkte für die pflegerische Dokumentation von immer größerer Bedeutung (siehe unter Teil B, Kap. V).

Darüber hinaus ist zu beachten, dass durch eine Änderung des Pflegeberufegesetzes (PflBG)[41] ab dem 01.01.2020 gemäß § 4 Abs. 1 PflBG die in § 4 Abs. 2 PflBG

---

[40] Vgl. zur pflegerischen Dokumentation insgesamt auch die „Kasseler Erklärung" der Juristischen Expertengruppe Entbürokratisierung der Pflegedokumentation (Januar 2014), MedR 2014, S. 295 ff. sowie Siefarth, Pflege- und Krankenhausrecht 2014, S. 17 ff.

[41] Die Änderung erfolgte durch das Gesetz zur Reform der Pflegeberufe (Pflegeberufereformgesetz – PflBRefG) vom 17.07.2017, BGBl. I, S. 2581.

genannten pflegerischen Aufgaben nur von Personen mit einer Erlaubnis nach § 1 Abs. 1 PflBG („Pflegefachfrau" oder „Pflegefachmann") durchgeführt werden dürfen (vorbehaltene Tätigkeiten).

Es handelt sich hierbei gemäß § 4 Abs. 2 PflBG um folgende pflegerische Aufgaben:

- Erhebung und Feststellung des individuellen Pflegebedarfs nach § 5 Abs. 3 Nr. 1a PflBG,

- Organisation, Gestaltung und Steuerung des Pflegeprozesses nach § 5 Abs. 3 Nr. 1b PflBG sowie

- Analyse, Evaluation, Sicherung und Entwicklung der Qualität der Pflege nach § 5 Abs. 3 Nr. 1d PflBG.

Die Pflegefachfrau oder der Pflegefachmann kann die Durchführung der genannten pflegerischen Aufgaben nachgeordneten Mitarbeitern übertragen. Für den Fall einer Delegation der genannten pflegerischen Aufgaben müssen allerdings klare Anweisungen erteilt werden und es muss eine Kontrolle der ordnungsgemäßen Ausführung erfolgen. Wird die Durchführung einer der genannten pflegerischen Aufgaben delegiert, hat die anordnende Pflegefachfrau bzw. der anordnende Pflegefachmann die ordnungsgemäße Durchführung gegenzuzeichnen.

III. Dokumentation der Maßnahmen des therapeutischen Teams

Die Durchführung der Maßnahmen des therapeutischen Teams sind ebenfalls zu dokumentieren.

Die ärztlichen Anordnungen an das therapeutische Team (z.B. Physiotherapeuten, Ergotherapeuten, Logopäden, Stomatherapeuten, Diät-Assistenten etc.) sowie deren Durchführung sind zu dokumentieren. Im Anschluss daran bestätigt das die angeordnete Maßnahme erbringende Mitglied des therapeutischen Teams deren Durchführung mit Handzeichen. In der Regel werden die durchgeführten Maßnahmen des therapeutischen Teams ebenfalls in die Verlaufskurven aufgenommen.

IV.   Umfang der Dokumentation

Der Dokumentationspflicht unterliegen nur wesentliche medizinische Fakten.

Gemäß **§ 630f Abs. 2 BGB** ist der Behandelnde verpflichtet, in der Patientenakte sämtliche aus fachlicher Sicht für die derzeitige und künftige Behandlung wesentlichen Maßnahmen und deren Ergebnisse aufzuzeichnen, insbesondere die Anamnese, Diagnosen, Untersuchungen, Untersuchungsergebnisse, Befunde, Therapien und ihre Wirkungen, Eingriffe und ihre Wirkungen, Einwilligungen und Aufklärungen. Arztbriefe sind in die Patientenakte aufzunehmen.

Dokumentationspflichtig sind nur die für die Diagnose und Therapie **wesentlichen** medizinischen Fakten in einer für den Fachmann hinreichend klaren Form.[42] Eine medizinisch nicht übliche bzw. nicht erforderliche Dokumentation ist auch aus Rechtsgründen nicht geboten.[43]

So reicht beispielsweise für die Dokumentation der Lagerung des Patienten während einer Operation grundsätzlich eine schlagwortartige technische Beschreibung oder ein zeichnerisches Symbol aus. **Routinemaßnahmen** (z.B. die Kontrolle der ordnungsgemäßen Lagerung) bzw. selbstverständliche Behandlungsmaßnahmen bedürfen keiner gesonderten Dokumentation.[44] Eine darüber hinausgehende detailliertere Dokumentation (z.B. der genauen Lagerung des Patienten) ist jedoch dann erforderlich, wenn im Einzelfall von der Norm abgewichen wurde oder wenn es während der Operation zu nicht ganz unbedeutenden Korrekturen der Lagerung des Patienten gekommen ist.[45] Grundsätzlich ist nicht die Regel, sondern die **Ausnahme** zu dokumentieren.[46] Ärzte und Krankenhausträger erleiden keinen prozessualen Nachteil daraus, wenn sich Zeugen nach längerer Zeit nicht mehr daran erinnern können, ob Routinemaßnahmen auch im speziellen Fall durchgeführt worden sind.[47]

Die Dokumentation des Operationsverlaufs und der Anästhesie muss die wesentlichen medizinischen Fakten wiedergeben. Detaillierte Schilderungen sind nur dann erforderlich, wenn ansonsten der Operationsverlauf und die dabei angewandten

---

[42]   BGH, Urteil vom 24.01.1989 – VI ZR 170/88 = NJW 1989, 2330; OLG Koblenz, Urteil vom 27.07.2006 – 5 U 212/05 = VersR 2007, 544; vgl. zur Thematik insgesamt Kreße/Dinser, MedR 2010, 396 ff.; LSG Niedersachsen-Bremen, Urteil vom 26.11.2014 – L 3 KA 70/12 = NZS 2015, 78; vgl. zum Dokumentationsumfang bei Patienten im unmittelbaren Sterbeprozess Bergmann/Wever, KH 2015, S. 160; SG Stuttgart, Urteil vom 14.09.2016 – S 24 KA 235/14 = GesR 2018, 118, 121

[43]   BGH, Urteil vom 23.03.1993 – VI ZR 26/92 = NJW 1993, 2375; OLG Naumburg, Urteil vom 16.11.2015 – 1 U 96/14 = GesR 2016, 522; LG Dortmund, Urteil vom 17.05.2018 – 12 O 388/16 = MedR 2018, 975 m. Anm. v. Dahm; Fiekas, MedR 2016, 32, 34

[44]   OLG Oldenburg, Urteil vom 30.01.2008 – 5 U 92/06 = MedR 2008, 374 = VersR 2008, 691; OLG Koblenz, Beschluss vom 27.09.2011 – 5 U 273/11 = ArztRecht 2012, 49; OLG Naumburg, Urteil vom 15.11.2011 – 1 U 31/11 (rechtskräftig) = MedR 2012, 529 = GesR 2012, 310; so auch die „Kasseler Erklärung" der Juristischen Expertengruppe Entbürokratisierung der Pflegedokumentation (Januar 2014), MedR 2014, S. 295, 296; SG Stuttgart, Urteil vom 14.09.2016 – S 24 KA 235/14 = GesR 2018, 118, 121

[45]   BGH, Urteil vom 24.01.1984 – VI ZR 203/82 = ArztRecht 1984, 238

[46]   OLG Zweibrücken, Urteil vom 13.05.1997 – 5 U 7/95 = Pflegerecht 1998, 88

[47]   BGH, Urteil vom 24.01.1984 – VI ZR 203/82 = ArztRecht 1984, 238

Techniken nicht verständlich sind[48] bzw. wenn ein Abweichen von der üblichen Operationstechnik erforderlich wurde. Das Eintreten von Komplikationen bzw. Abweichungen von der Norm sind also immer dokumentationspflichtig.[49] Sind bei einem ärztlichen Eingriff Vorkehrungen zur Vermeidung einer häufigen und schwerwiegenden Komplikation erforderlich, muss der Operationsbericht Angaben zu den Schutzmaßnahmen enthalten.[50]

Negativbefunde sind grundsätzlich nicht zu dokumentieren, es sei denn, es besteht hierfür ein konkreter Anlass, etwa dann, wenn ärztlicherseits von vornherein ein bestimmter Verdacht auszuräumen war.[51] Insbesondere hat der Arzt nicht per se einen bildgebenden Nachweis für den Verlauf und Erfolg seiner Behandlung zu schaffen.[52]

Die zuvor – anhand von Beispielen aus dem ärztlichen Bereich – dargestellten Grundsätze gelten sinngemäß auch im Pflegebereich. Zudem unterliegen besondere – über die normale Grundpflege hinausgehende und aus einem besonderen Pflegebedürfnis des Patienten resultierende – Pflegemaßnahmen (z.B. Dekubitus-Pflege) einer genaueren Dokumentationspflicht, d.h. sowohl die Gefahrenlage als auch die ärztlich angeordneten Vorbeugungsmaßnahmen sind zu dokumentieren. Dies ist nur dann entbehrlich, wenn im Krankenhaus eine allgemeine schriftliche Anweisung dahingehend besteht, welche einzelnen prophylaktischen Maßnahmen in den Fällen des Dekubitus-Risikos unbedingt durchzuführen sind.[53]

Für einen **erfahrenen** Chirurgen reicht es bei komplikationslos verlaufenden Routineeingriffen aus, nur die Art, die Tatsache der Durchführung und die Namen der an der Operation Beteiligten zu dokumentieren. Dies gilt aber nicht gleichermaßen auch für einen **Anfänger**. Dieser muss den Gang der Operation genau aufzeichnen, da das Fehlen eines Operationsberichts über einen von einem Berufsanfänger selbständig durchgeführten Eingriff die Beweissituation des geschädigten Patienten zusätzlich unbilligerweise erschwert.[54]

Inhalt und Umfang der Dokumentation sollen sich an den wesentlichen medizinischen und tatsächlichen Feststellungen orientieren, nicht jedoch danach richten, wie am besten Beweise für einen eventuellen späteren Arzthaftungsprozess zu sichern sind.[55] So ist beispielsweise die Dokumentation der Weigerung des Patienten zur

---

[48] BGH, Urteil vom 24.01.1984 – VI ZR 203/82 = ArztRecht 1984, 238

[49] BGH, Urteil vom 24.01.1989 – VI ZR 170/88 = NJW 1989, 2330

[50] OLG Koblenz, Urteil vom 12.02.2009 – 5 U 927/06 = VersR 2009, 1077

[51] OLG Naumburg, Urteil vom 16.11.2015 – 1 U 96/14 = GesR 2016, 522

[52] OLG Naumburg, Urteil vom 16.11.2015 – 1 U 96/14 = GesR 2016, 522; vgl. auch Geiß/Greiner, Arzthaftpflichtrecht, 7. Auflage 2014, Teil B, Rn. 202 mit weiteren Nachweisen

[53] BGH, Urteil vom 18.03.1986 – VI ZR 215/84 = MedR 1986, 324; OLG Düsseldorf, Urteil vom 16.06.2004 – I-15 U 160/03

[54] BGH, Urteil vom 07.05.1985 – VI ZR 224/83 = NJW 1985, 2193

[55] BGH, Urteil vom 24.01.1989 – VI ZR 170/88 = NJW 1989, 2330; OLG Naumburg, Urteil vom 16.11.2015 – 1 U 96/14 = GesR 2016, 522; OLG Nürnberg, Urteil vom 20.04.2017 – 5 U 458/16 = GesR 2017, 650; LG Dortmund, Urteil vom 17.05.2018 – 12 O 388/16 = MedR 2018, 975 m. Anm. v. Dahm

Durchführung eines HIV-Testes zwar unter Beweissicherungsaspekten ratsam, jedoch aus medizinischen Gründen nicht dokumentationspflichtig.[56]

Durch die zunehmend – zu Lasten des Arztes bzw. Krankenhausträgers – strenger werdende Rechtsprechung im Dokumentationsbereich verliert dieser Appell in der Praxis jedoch an Bedeutung.

---

[56]   OLG Düsseldorf, Urteil vom 21.04.1994 – 8 U 23/92 = MedR 1996, 79

V. Dokumentation unter leistungsrechtlichen Gesichtspunkten

Seit die Krankenkassen verstärkt dazu übergegangen sind, den Medizinischen Dienst der Krankenversicherung (MDK) zur Prüfung der Abrechnung des Krankenhauses einzusetzen, gewinnen sozialrechtliche Gesichtspunkte bei der Dokumentation der Krankenhausbehandlung eine verstärkte Bedeutung. Die bislang übliche Dokumentation sollte sicherstellen, dass der behandelnde Arzt oder ein ihm nachfolgender Arzt diese Dokumente sinnvoll zur Weiterbehandlung verwenden konnte und diente gleichzeitig der haftungsrechtlichen Absicherung. Mit zunehmenden Abrechnungsprüfungen durch den MDK sind die leistungsrechtlichen Gesichtspunkte gleichrangig neben die medizinische und haftungsrechtliche Dokumentation gerückt.

1. Überprüfung der Notwendigkeit der Krankenhausbehandlung – § 275 Abs. 1c SGB V

Gemäß § 12 Abs. 1 SGB V müssen die (durch das Krankenhaus) erbrachten Leistungen ausreichend, zweckmäßig und wirtschaftlich sein und dürfen das Maß des Notwendigen nicht überschreiten. Leistungen, die nicht notwendig oder unwirtschaftlich sind, können Versicherte nicht beanspruchen, dürfen die Leistungserbringer nicht bewirken und die Krankenkassen nicht bewilligen.

Hierzu ergänzt § 39 Abs. 1 Satz 1 SGB V, dass Versicherte Anspruch auf vollstationäre oder stationsäquivalente Behandlung durch ein nach § 108 zugelassenes Krankenhaus haben, wenn die Aufnahme oder die Behandlung im häuslichen Umfeld nach Prüfung durch das Krankenhaus erforderlich ist, weil das Behandlungsziel nicht durch teilstationäre, vor- und nachstationäre oder ambulante Behandlung einschließlich häuslicher Krankenpflege erreicht werden kann.

Die Frage der **Notwendigkeit stationärer Krankenhausbehandlung** ist somit anhand von medizinischen Kriterien zu beantworten. Ob diese medizinischen Kriterien gegeben sind, entscheidet zunächst der behandelnde Krankenhausarzt. Dies bedeutet jedoch nicht, dass die Entscheidung des behandelnden Krankenhausarztes nicht gerichtlich überprüft werden kann. Die Zulässigkeit einer gerichtlichen Überprüfung der Entscheidung des behandelnden Krankenhausarztes hat der Große Senat des BSG in seiner Entscheidung vom 25.09.2007[57] ausdrücklich untermauert. Entscheidend ist jedoch, dass es auf den im Behandlungszeitpunkt verfügbaren Wissens- und Erkenntnisstand des behandelnden Arztes ankommt, um im Rahmen eines Gerichtsverfahrens das Vorliegen medizinischer Gründe zur Bejahung der Krankenhausbehandlungsnotwendigkeit überprüfen zu können. Insofern kommt bei nachträglicher Prüfung in Grenz- oder Zweifelsfällen im Rahmen der Beweiswürdigung der Beurteilung des behandelnden Arztes besonderes Gewicht zu, weil sich die in der Vergangenheit liegende Behandlungssituation auch bei einer ordnungsgemäßen Dokumentation des Krankheitsgeschehens und des Behandlungsverlaufs

---

[57] Großer Senat des BSG, Beschluss vom 25.09.2007 – GS 1/06 = MedR 2008, 231, 234

unter Umständen nur begrenzt nachvollziehen lässt und der Krankenhausarzt im Zeitpunkt der Behandlung in Kenntnis des Patienten und aller für die medizinische Versorgung relevanten Umstände im Zweifel am ehesten einschätzen konnte, welche Maßnahmen medizinisch veranlasst waren.[58]

Die Rechtsprechung geht jedoch teilweise davon aus, dass sich diese ärztliche Entscheidung nicht losgelöst von den tatsächlichen medizinischen Umständen in dem Zeitpunkt, in welchem sie erfolgt ist, betrachten lässt. Sie könne daher nur insoweit Berücksichtigung finden, wie sie mit den dokumentierten (ärztlichen und nichtärztlichen) Befunden in Einklang stehe.[59] Darüberhinaus trifft das Risiko der Nichterweislichkeit der Krankenhausbehandlungsbedürftigkeit grundsätzlich den Krankenhausträger. Nach ständiger Rechtsprechung des BSG trägt der Krankenhausträger die objektive Beweislast für seinen Vergütungsanspruch.[60] Dies führte in Fällen einer unzureichenden Dokumentation zu gerichtlichen Entscheidungen, in denen der Beweis der stationären Behandlungsbedürftigkeit als nicht geführt angesehen wurde, obgleich die erkennenden Richter durchaus Anhaltspunkte für eine stationäre Behandlungsbedürftigkeit des Versicherten im streitigen Zeitraum sahen.[61]

Aus diesem Grund ist eine nachvollziehbare und gut strukturierte Dokumentation der Behandlung über deren gesamten Verlauf erforderlich. Diese muss ausreichende Tatsachen enthalten, die die Entscheidung des behandelnden Krankenhausarztes über die stationäre Behandlung eines Versicherten medizinisch notwendig erscheinen lassen. Die für die Beurteilung der Notwendigkeit, Zweckmäßigkeit und Wirtschaftlichkeit der Behandlung erforderlichen Tatsachen sind sachgerecht zu dokumentieren.[62] Nur auf dieser Basis lässt sich nachträglich feststellen, über welchen Kenntnisstand der behandelnde Krankenhausarzt zu welchem Zeitpunkt verfügte. Da in den meisten Fällen Begutachtungen nur nach Aktenlage erfolgen, kann ein Gutachter einen Behandlungsfall nur so intensiv und objektiv beurteilen, wie die vorgelegten Krankenunterlagen dies ermöglichen. Wird durch Dokumentationsmängel die Notwendigkeit der (vollstationären) Krankenhausbehandlung nicht deutlich belegt, besteht die Gefahr, dass berechtigte Ansprüche streitig gestellt werden.

2. Änderung des § 17c KHG durch das Beitragsschuldengesetz

Durch das Gesetz zur Beseitigung sozialer Überforderung bei Beitragsschulden in der Krankenversicherung (Beitragsschuldengesetz)[63] nahm der Gesetzgeber zum 01.08.2013 umfangreiche Änderungen in § 17c KHG vor. Die Änderungen waren darauf ausgerichtet, Konflikte zwischen den Vertragspartnern bei der Abrechnungs-

---

[58] Großer Senat des BSG, Beschluss vom 25.09.2007 – GS 1/06 = MedR 2008, 231, 235

[59] LSG Mecklenburg-Vorpommern, Urteil vom 18.10.2018 – L 6 KR 62/13

[60] BSG, Urteil vom 30.06.2009 – B 1 KR 24/08 R = GesR 2010, 160, 165

[61] LSG Mecklenburg-Vorpommern, Urteil vom 18.10.2018 – L 6 KR 62/13

[62] LSG Mecklenburg-Vorpommern, Urteil vom 18.10.2018 – L 6 KR 62/13

[63] Beitragsschuldengesetz vom 15.07.2013, BGBl. I, S. 2423

prüfung im Krankenhausbereich zu vermeiden und die Modalitäten der Konfliktlösung stärker in die Eigenverantwortung der Vertragspartner zu legen, um gerichtliche Auseinandersetzungen zu vermindern und Bürokratie abzubauen.[64] Durch folgende Maßnahmen des Gesetzgebers sollte der Aufwand für die Durchführung von Krankenhausrechnungsprüfungen vermindert werden:

- Beauftragung der Selbstverwaltungspartner auf Bundesebene, die nähere Ausgestaltung des Prüfverfahrens gemäß § 275 Abs. 1c SGB V vorzunehmen (§ 17c Abs. 2 KHG),
- Beauftragung eines neu zu etablierenden Schlichtungsausschusses auf Bundesebene mit der verbindlichen Klärung grundlegender Kodier- und Abrechnungsfragen (§ 17c Abs. 3 KHG).[65]

Die Deutsche Krankenhausgesellschaft (DKG) und der GKV-Spitzenverband (GKV-SV) haben die für die Einrichtung des **Schlichtungsausschusses auf Bundesebene** erforderliche Vereinbarung zu § 17c Abs. 3 KHG am 11.02.2014 abgeschlossen.[66] Die zwischen DKG und GKV-SV geschlossene **Prüfverfahrensvereinbarung (PrüfvV)** gemäß § 17c Abs. 2 KHG[67] ist zum 01.09.2014 in Kraft getreten und liegt inzwischen bereits in zweiter, überarbeiteter Fassung vor (PrüfvV 2017).

Die vorher in § 17c KHG vorgesehene verdachtsunabhängige Stichprobenprüfung wurde durch diese Neuerungen ersatzlos gestrichen. Damit ist auch die damalige gemeinsame Empfehlung von DKG und GKV-SV zur Stichprobenprüfung hinfällig, was ebenso die in Anlage 2 der damaligen gemeinsamen Empfehlung enthaltenen sogenannten G-AEP-Kriterien[68] betrifft, auf die sich DKG und GKV-SV als gemeinsamen Katalog von Kriterien (G-AEP) zur Überprüfung von Fehlbelegungen verständigt hatten.[69] Die Vertragspartner des Vertrages nach § 115b Abs. 1 SGB V (AOP-Vertrag) sind sich aber einig, dass die G-AEP-Kriterien weiterhin Bestandteil des AOP-Vertrages sein sollen. DKG, GKV-SV und KBV haben sich daher zu einer redaktionellen Anpassung des § 3 Abs. 3 AOP-Vertrag entschlossen, wonach allgemeine Tatbestände, bei deren Vorliegen eine stationäre Durchführung der in der Regel ambulant durchzuführenden Leistungen erforderlich sein kann, der Anlage 2 zu den Gemeinsamen Empfehlungen zum Prüfverfahren nach § 17c Abs. 4 Satz 9

---

[64] BT-Drucksache 17/13947 vom 12.06.2013, S. 37

[65] Durch das MDK-Reformgesetz vom 14.12.2019 (BGBl. I, Seite 2789) sind umfangreiche Änderungen beim Schlichtungsausschuss Bund eingetreten, unter anderem eine künftige Verortung in § 19 KHG (neu).

[66] Vereinbarung zu § 17c Abs. 3 KHG, abrufbar unter www.dkgev.de; vgl. hierzu ausführlich Wagener/Haag, das Krankenhaus 2014, S. 425 ff; durch das MDK-Reformgesetz vom 14.12.2019 (BGBl. I, Seite 2789) sind umfangreiche Änderungen beim Schlichtungsausschuss Bund eingetreten, unter anderem eine künftige Verortung in § 19 KHG (neu).

[67] Vereinbarung über das Nähere zum Prüfverfahren nach § 275 Abs. 1c SGB V (Prüfverfahrensvereinbarung – PrüfvV) gemäß § 17c Abs. 2 KHG, zweite überarbeitete Fassung (PrüfvV 2017) in Verbindung mit einer Übergangsvereinbarung, abrufbar unter www.dkgev.de, Stichwort „Rechtsquellen". Die PrüfvV befindet sich derzeit aufgrund zahlreicher Gesetzesänderungen durch das MDK-Reformgesetz vom 14.12.2019 (BGBl. I, Seite 2789) erneut in Überarbeitung.

[68] Abgedruckt in das Krankenhaus 2004, S. 342 ff.

[69] Vgl. hierzu ausführlich Wagener/Ganse, das Krankenhaus 2004, S. 333 ff.

KHG in der bis zum 31.07.2013 geltenden Fassung (mit Ausnahme des Kriteriums C) zu entnehmen sind.

In § 3 Abs. 3 AOP-Vertrag ist demnach ein statischer Verweis auf die G-AEP-Kriterien in der bis zum 31.07.2013 geltenden Fassung aufgenommen worden. Von diesem Verweis soll nach dem Willen der Vertragspartner ausdrücklich auch die Präambel zu den GAEP-Kriterien in der bis zum 31.07.2013 geltenden Fassung umfasst sein.[70] Die G-AEP-Kriterien spielen somit nach wie vor bei der Entscheidung, ob eine Krankenhausbehandlung ambulant oder stationär erbracht wird, eine wichtige Rolle.

3. Überprüfung der Abrechnung des Krankenhauses

Im Übrigen wird gem. § 17c Abs. 1 Nr. 3 KHG auch die ordnungsgemäße Abrechnung der nach § 17b KHG vergüteten Krankenhausfälle überprüft. Die Abrechnung von Krankenhausaufenthalten nach dem sogenannten diagnose-orientierten Fallpauschalensystem (DRG-System)[71] im Sinne des § 17b KHG erfordert die Einstufung in die jeweils abzurechnende DRG-Fallpauschale anhand von Diagnosen, Prozeduren und anderen Datenelementen (Verweildauer, Geschlecht, Alter etc.). Die medizinische Dokumentation ist somit Grundlage der Abrechnung nach dem DRG-System.

Die Zuordnung zur jeweils abzurechnenden Fallpauschale erfolgt mittels einer vom DRG-Institut der Selbstverwaltungspartner (InEK) zertifizierten speziellen Software (Grouper).[72] Um maschinenlesbar zu sein, müssen vorhandene Diagnosen, durchgeführte Operationen und sonstige Prozeduren verschlüsselt werden. Die hierfür zu verwendenden Klassifikationswerke sind die vom Deutschen Institut für Medizinische Dokumentation und Information (DIMDI) im Auftrag des BMG herausgegebene ICD-10-GM zur Kodierung von Diagnosen sowie der OPS zur Verschlüsselung von Operationen und sonstigen Prozeduren.[73] Allgemeine Richtlinien zur Kodierung von Diagnosen und Prozeduren (z.B. Definition der Begriffe Haupt- und Nebendiagnose) und spezielle Kodierrichtlinien, die auf besondere Fallkonstellationen eingehen, werden durch die Deutschen Kodierrichtlinien festgelegt.[74] Für den Fall, dass zwischen den Hinweisen zur Benutzung der ICD-10 bzw. des OPS und den Kodierrichtlinien Abweichungen bestehen, sind für die Ermittlung der DRGs die Kodierrichtlinien maßgeblich.

---

[70] Die G-AEP-Kriterien nebst Präambel sind auch abgedruckt in den Materialien und Umsetzungshinweisen der DKG „Ambulantes Operieren und stationsersetzende Eingriffe im Krankenhaus nach § 115b SGB V", 23. Auflage 2019, S. 338 ff.

[71] Eingeführt durch das Gesetz zur Einführung des diagnose-orientierten Fallpauschalensystems für Krankenhäuser (Fallpauschalengesetz – FPG) vom 23. April 2002, BGBl. I S. 1412

[72] Im Internet abrufbar auf der Homepage des InEK unter http://www.g-drg.de

[73] Im Internet abrufbar auf der Homepage des DIMDI unter http://www.dimdi.de

[74] Im Internet abrufbar unter http://www.g-drg.de

Die schlüssige Übereinstimmung von klinischer Dokumentation und der Kodierung von Diagnosen und Prozeduren unter Beachtung der Deutschen Kodierrichtlinien ist unabdingbar, um Auseinandersetzungen mit den Kostenträgern bzw. Entgeltkürzungen nach MDK-Prüfverfahren zu vermeiden.

Inzwischen gilt auch im psychiatrischen Bereich ein pauschaliertes Entgeltsystem (sog. PEPP-System; vgl. § 17d Abs. 1 Satz 1 KHG). Gemäß § 17d Abs. 3 Satz 1 KHG vereinbaren die DKG, der GKV-SV und der Verband der privaten Krankenversicherungen nach den Vorgaben des § 17d Abs. 1, 2 und 4 KHG ein entsprechendes Entgeltsystem sowie seine grundsätzlich jährliche Weiterentwicklung und Anpassung. Gemäß § 17d Abs. 4 Satz 5 KHG wurde das Vergütungssystem zum 01.01.2018 verbindlich für alle Krankenhäuser eingeführt. Bis Ende des Jahres 2019 wird das Vergütungssystem für die Krankenhäuser budgetneutral umgesetzt (§ 17d Abs. 4 Satz 6 KHG). Ab dem Jahr 2020 sind der krankenhausindividuelle Basisentgeltwert und der Gesamtbetrag nach den näheren Bestimmungen der Bundespflegesatzverordnung von den Vertragsparteien nach § 18 Abs. 2 KHG anzupassen (§ 17d Abs. 4 Satz 7 KHG).

4. Zusammenfassung

Insgesamt sollten folgende Aspekte bei der Dokumentation unter leistungsrechtlichen Gesichtspunkten berücksichtigt werden:

- In eine Fehlbelegungsprüfung findet sowohl die ärztliche als auch die pflegerische Dokumentation Eingang. Damit Widersprüche vermieden werden, sind die Angaben in beiden Fällen aufeinander abzustimmen.

- Wichtig ist eine **ausführliche und nachvollziehbare Indikationsstellung** zur (voll-) stationären Aufnahme oder stationsäquivalenten Behandlung.[75] Hierzu gehört ggf. ein pathologischer Befund ebenso wie die Aufnahmeart und die sorgfältige ICD-Verschlüsselung der Diagnosen, Nutzung der V-Klassifikation, vollständige Erfassung relevanter Nebendiagnosen.

- Darlegung, dass die Stufenfolge des § 39 Abs. 1 SGB V beachtet wurde. Das heißt,

  - Darlegung, dass das Behandlungsziel nicht durch ambulantes Operieren erreichbar war. Hilfreich ist hier insbesondere die Dokumentation der besonderen Abwägung, ob im Einzelfall Art und Schwere des beabsichtigten Eingriffs unter Berücksichtigung des Gesundheitszustandes des Patienten eine ambulante Durchführung der Operation nach den Regeln der ärztlichen Kunst überhaupt erlaubt hätte und ob der Patient nach Entlassung aus der unmittelbaren Betreuung des operierenden Arztes auch im häuslichen

---

[75] Die stationsäquivalente Behandlung wurde durch das Gesetz zur Weiterentwicklung der Versorgung und der Vergütung für psychiatrische und psychosomatische Leistungen (PsychVVG) vom 19.12.2016, BGBl. I, S. 2986 als eine neue Form der Krankenhausbehandlung in das SGB V eingeführt (vgl. §§ 39, 115d SGB V)

Bereich sowohl ärztlich als auch ggf. pflegerisch in qualifizierter Weise hätte versorgt werden können; in diesem Zusammenhang ist insbesondere eine Dokumentation unter Zugrundelegung der G-AEP-Kriterien wichtig. Zu beachten ist aber bei den G-AEP-Kriterien, dass es sich hierbei um eine nicht abschließende Positivliste zum Ausschluss unstreitiger, notwendigerweise vollstationär zu behandelnder Fälle handelt. Bei der Anwendung der Kriterien ist die ex-ante-Sichtweise des behandelnden Arztes zu Grunde zu legen. Wegen der Individualität medizinischer Sachverhalte und aufgrund der Gesamtbewertung des Krankheitsbildes kann die Notwendigkeit der Krankenhausaufnahme oder eines Behandlungstages auch dann gegeben sein, wenn keines der Kriterien erfüllt ist. Umgekehrt kann die Notwendigkeit verneint werden, obwohl ein Kriterium erfüllt ist. In diesen Fällen ist sowohl für den behandelnden Krankenhausarzt im Rahmen seiner Behandlungsentscheidung als auch für den MDK-Prüfarzt im Rahmen seiner Beurteilungsentscheidung das ärztliche Ermessen ausschlaggebend (override option),

- Darlegung, ob die **Erforderlichkeit** einer vollstationären Krankenhaus-behandlung durch vorstationäre Maßnahmen zu klären oder vorzubereiten war,

- Prüfung und Darlegung der Möglichkeiten einer teilstationären Behandlung,

- Prüfung und Darlegung der Möglichkeiten einer nachstationären und anschließenden ambulanten Weiterbehandlung unter Berücksichtigung von Art und Schwere der Erkrankung,

- im Hinblick auf die Abgrenzung einer voll-/teilstationären Behandlung von einer ambulanten Behandlung im Krankenhaus bzw. der Abgrenzung einer vorstationären Behandlung von einer stationären Behandlung hat das BSG entschieden, dass als ein wichtiges Abgrenzungskriterium auch die vom verantwortlichen Krankenhausarzt festgelegte **ursprünglich geplante Aufenthaltsdauer** des Patienten im Krankenhaus anzusehen sei, so dass auch diese Aspekte sorgfältig dokumentiert werden sollten.[76]

• Zum Nachweis vollstationärer Behandlungsbedürftigkeit sollten medizinische Kriterien (u.a. mentaler und cerebraler Zustand, Mobilitätszustand, Allgemeinzu-stand z.B. anhand der von Anästhesisten für die präoperative Risikoabschätzung angewandten ASA-Klassifikation), soziale Indikatoren (soziales Umfeld, Wohnsi-tuation) und die (fehlenden) alternativen Versorgungsmöglichkeiten (hausärztli-che Versorgung, Pflegekapazitäten, Entfernung zum nächsten Krankenhaus) do-kumentiert werden.

Bei der Dokumentation sozialer Aspekte ist jedoch zu beachten, dass sich die Notwendigkeit von Krankenhausbehandlung ausschließlich nach medizinischen Kriterien richtet. Die Aufnahme oder der Verbleib eines Patienten im Kranken-

---

[76] BSG, Urteil vom 04.03.2004 – B 3 KR 4/03 R = MedR 2004, 702; BSG, Urteil 17.03.2005 – B 3 KR 11/04 R = KRS 05.009

haus ausschließlich aus sozialen Gründen ist von § 39 SGB V nicht gedeckt. Dennoch sind **soziale Kriterien** für die Entscheidung des behandelnden Arztes relevant, wenn aus ihnen medizinische Folgerungen zu ziehen sind. Ist z.B. bei einem älteren Patienten keine häusliche Betreuung durch Angehörige oder einen niedergelassenen Arzt gewährleistet und sind die im Notfall zum Krankenhaus zurückzulegenden Wege mangels zumutbarer Verkehrsanbindung nicht zu bewältigen, kann dies zu der medizinisch begründbaren Entscheidung z.B. gegen eine ambulante Operation führen. Diese medizinische Subsumtion unter die genannten sozialen Kriterien muss jedoch aus der Dokumentation hervorgehen.

- Begründende Erläuterungen sind ferner dringend anzuraten bei der **Verschiebung** von OP-Terminen, Befundungen oder bei der Heilmittelversorgung, bei verzögerter Verlegung in Reha-/AHB- oder Pflegeeinrichtungen (medizinische Begründung!) u.ä.

- Abzulehnen ist eine Dokumentation allein anhand von schematisierten Dokumentationsbögen, welche formelhaft anhand abzuhakender Kriterien eine vermeintliche Objektivität suggerieren. Eine derartige „Katalogmedizin" mit „K.O.-Kriterien" kann nie die individuellen Umstände des Einzelfalls erfassen und wird schnell gegen die Krankenhäuser verwendet.

- Zur Sicherstellung einer schlüssigen Übereinstimmung der klinischen Dokumentation mit der Kodierung von Diagnosen und Prozeduren unter Beachtung der Kodierrichtlinien kann insbesondere Folgendes empfehlenswert sein:

  - Die definitionskonforme Festlegung der Hauptdiagnose nach den Deutschen Kodierrichtlinien,

  - die Dokumentation von durchgeführten diagnostischen bzw. therapeutischen Maßnahmen oder eines erhöhten Betreuungs-, Pflege- und/oder Überwachungsaufwands in der Patientenakte bei Kodierung einer Nebendiagnose,

  - eine sorgfältige Dokumentation von Anamnese, Aufnahmebefunden, klinischem Verlauf und Verlegungs- bzw. Entlassungsbefunden, insbesondere zur Vermeidung von Konflikten, die sich aus der Fallzusammenführung bei Wiederaufnahme gem. § 2 Fallpauschalenvereinbarung (FPV) ergeben,

  - zusätzlich bei Fällen, welche knapp oberhalb der im Fallpauschalen-Katalog angegebenen unteren Grenzverweildauer liegen, eine präzise Dokumentation der an den letzten Tagen durchgeführten diagnostischen und therapeutischen Maßnahmen,

  - Nachweise für die Notwendigkeit zusätzlicher Belegungstage bei Überschreitung der im Fallpauschalen-Katalog festgelegten oberen Grenzverweildauer,

  - genaue Dokumentation der Erbringung von Leistungen, für die nach der FPV Zusatzentgelte abrechenbar sind,

- Dokumentation der Erfüllung von im OPS geforderten (patientenbezogenen) Mindestmerkmalen bei der Kodierung von sogenannten Komplexkodes.
- Beachtung der Dokumentationshinweise im OPS und der dortigen Vorgaben zu Art und Umfang von Zusatzdokumentationen z.B. Pflegekomplexmaß-nahmen-Scores (PKMS).

Insgesamt genügt es nicht, bloß objektive medizinische Kriterien zu dokumentieren. **Maßgebend ist vielmehr die aus diesen Informationen abzuleitende Bewertung durch den Krankenhausarzt. Dieser muss durch Subsumtion unter die fest-stehenden objektiven Kriterien die Notwendigkeit einer Krankenhausbehand-lung begründen.**

Bei Beachtung der vorgenannten Hinweise sollte es möglich sein, größtenteils unbe-rechtigte Fehlbelegungsvorwürfe bereits im Vorfeld zu entkräften.

VI.   Fotodokumentation

Während der Behandlung im Krankenhaus ist es in vielen Bereichen notwendig, den körperlichen Zustand eines Patienten fotografisch festzuhalten, sei es zu Dokumentations- oder Beweissicherungszwecken oder im Rahmen bestimmter Behandlungsmethoden.[77] Dabei stellt sich aber immer wieder die Frage, welche Voraussetzungen für eine zulässige Fotodokumentation im Krankenhaus einzuhalten sind. Hierbei sind folgende datenschutzrechtliche und strafrechtliche Aspekte zu berücksichtigen:

1.   Datenschutzrechtliche Aspekte

Gemäß Art. 4 Nr. 1 DS-GVO sind „personenbezogene Daten" alle Informationen, die sich auf eine identifizierte oder identifizierbare natürliche Person (im Folgenden „betroffene Person") beziehen; als identifizierbar wird eine natürliche Person angesehen, die direkt oder indirekt, insbesondere mittels Zuordnung zu einer Kennung wie einem Namen, zu einer Kennnummer, zu Standortdaten, zu einer Online-Kennung oder zu einem oder mehreren besonderen Merkmalen identifiziert werden kann, die Ausdruck der physischen, physiologischen, genetischen, psychischen, wirtschaftlichen, kulturellen oder sozialen Identität dieser natürlichen Person sind. Demnach sind auch Bilder von Personen personenbezogene Daten im Sinne der DS-GVO. Da somit im Rahmen einer Fotodokumentation personenbezogene Daten verarbeitet werden, stellt sich aus datenschutzrechtlicher Sicht die Frage, wie diese Verarbeitung gerechtfertigt werden kann.

Die Verarbeitung personenbezogener Daten ist aus datenschutzrechtlicher Sicht zulässig, wenn eine gesetzliche Grundlage die Verarbeitung vorschreibt bzw. erlaubt oder eine Einwilligung des Patienten vorliegt. Die Verarbeitung von personenbezogenen Daten in Form von Fotos zur klinischen Befunddokumentation kann auf Art. 9 Abs. 2h, Abs. 3 DS-GVO bzw. die kirchlichen Regelwerke zum Datenschutz (§ 13 Abs. 2 Ziff. 8, 9, Abs. 3 DSG-EKD / § 11 Abs. 2 h, i, Abs. 3 KDG) gestützt werden. Danach ist die Verarbeitung personenbezogener Daten unter anderem zulässig für die medizinische Diagnostik, die Versorgung oder Behandlung im Gesundheits- oder Sozialbereich. Ähnliche gesetzliche Grundlagen finden sich zudem in zahlreichen Landeskrankenhausgesetzen, in denen die Zulässigkeit der für die Behandlung des Patienten notwendigen Datenverarbeitungen vorgesehen ist (vgl. z.B. Art. 27 Abs. 2 Bayerisches Krankenhausgesetz: *„Patientendaten dürfen erhoben und aufbewahrt werden, soweit dies im Rahmen des krankenhausärztlichen Behandlungsverhältnisses erforderlich ist."*). Es bedarf demnach aus datenschutzrechtlicher Sicht keiner Einwilligung des Patienten zur klinischen Befunddokumentation anhand von Fotos, da dies durch die genannten Befugnisnormen datenschutzrechtlich legitimiert wird.

---

[77]   So wird in der Rechtsprechung darauf hingewiesen, dass Leistungserbringer verpflichtet sind, für alle medizinisch erbrachten Leistungen eine transparente und lückenlose Dokumentation zu erstellen. Zu dieser Dokumentation zählt bei Wundbehandlungen und hautärztlich veranlassten Behandlungen in aller Regel auch eine Fotodokumentation, die die schriftliche Dokumentation ergänzt, vgl. LSG Niedersachsen-Bremen, Urteil vom 26.05.2010 – L 1 KR 1/09.

2. Strafrechtliche Aspekte

Darüber hinaus sind bei der Fotodokumentation strafrechtliche Aspekte zu berücksichtigen. Gemäß § 201a Abs. 1 StGB wird mit Freiheitsstrafe bis zu einem Jahr oder mit Geldstrafe bestraft, wer von einer anderen Person, die sich in einer Wohnung oder einem gegen Einblick besonders geschützten Raum befindet, unbefugt Bildaufnahmen herstellt oder überträgt und dadurch deren höchstpersönlichen Lebensbereich verletzt. Die Vorschrift wurde zum 06.08.2004 neu in das Strafgesetzbuch aufgenommen.[78] Ziel war es, durch die Einführung eines neuen Straftatbestandes den höchstpersönlichen Lebens- und Geheimbereich gegen unbefugte Bildaufnahmen strafrechtlich zu schützen.[79] Die Tat wird gemäß § 205 Abs. 1 Satz 1 StGB nur auf Antrag verfolgt. Stirbt der Verletzte, geht das Antragsrecht gemäß § 205 Abs. 2 Satz 1 StGB auf die Angehörigen über.

Unter Strafe gestellt ist danach die unbefugte Herstellung von Bildaufnahmen einer anderen Person, die sich in einer Wohnung oder einem gegen Einblick besonderes geschützten Raum befindet und durch die deren höchstpersönlicher Lebensbereich verletzt wird.

Gemälde, Zeichnungen, Karikaturen, aber auch rein computergenerierte Bilder sind **nicht** von der Vorschrift des § 201a StGB erfasst, da Voraussetzung ist, dass eine andere Person **aufgenommen** wird.[80] Die abgebildete Person muss auf der Aufnahme nicht zwingend deutlich und vollständig erkennbar sein. Erforderlich ist aber, dass der Betroffene gegebenenfalls auch über die ebenfalls aufgenommene Umgebung identifizierbar ist.[81] Als ein gegen Einblick besonders geschützter Raum gilt unter anderem auch das ärztliche Behandlungszimmer.[82]

Da die Vorschrift des § 201a StGB nur bei aufgenommenen Bildern greift, kommt sie demnach für sämtliche Fotos zur Anwendung, die während des Krankenhausaufenthalts vom körperlichen Zustand des Patienten erstellt werden. Dies betrifft z.B. Wund-Dokumentation oder Fotos von möglichen Vorschädigungen oder Verletzungen des Patienten, für die das Krankenhaus nicht verantwortlich ist und die zu Zwecken der Beweissicherung gemacht werden. Die Vorschrift des § 201a StGB gilt danach aber auch für sämtliche Bilder, die im Rahmen von Behandlungsmethoden entstehen, bei denen Kameras zum Einsatz kommen, um Abbildungen des Körperinneren zu erstellen (z.B. Magen- oder Darmspiegelungen).

Eine Identifizierbarkeit des Patienten ist bei derartigen Aufnahmen ebenfalls gegeben, da Krankenhäuser auch Abbildungen, auf denen Patienten nicht mit ihrem Gesicht zu erkennen sind, im Rahmen der Dokumentation einer bestimmten Person

---

[78] Neu in das Strafgesetzbuch (StGB) aufgenommen durch das 36. Strafrechtsänderungsgesetz vom 30.07.2004, BGBl. I, S. 2012

[79] Vgl. BT-Drucksache 15/2466 vom 10.02.2004, S. 4

[80] Eisele, in: Schönke/Schröder, Kommentar zum StGB, 30. Auflage 2019, § 201a StGB, Rn. 6

[81] Eisele, in: Schönke/Schröder, Kommentar zum StGB, 30. Auflage 2019, § 201a StGB, Rn. 7

[82] Vgl. BT-Drucksache 15/2466 vom 10.02.2004, S. 5

zuordnen können müssen. Da jedoch rein computergenerierte Bilder nicht erfasst sind, fallen Abbildungen des menschlichen Körpers, die bei bildgebenden Verfahren (z.b. Röntgen, MRT oder CT) entstehen, nicht unter die Vorschrift des § 201a StGB.

Wenn das ärztliche Behandlungszimmer nach der Gesetzesbegründung als ein gegen Einblick besonders geschützter Raum gilt, trifft dies ebenso auf das Zimmer eines stationär im Krankenhaus versorgten Patienten und die im Krankenhaus vorhandenen Eingriffs- oder Behandlungsräume etc. zu. Darüber hinaus soll mit dem Straftatbestand des § 201a StGB nach der Gesetzesbegründung der einer Abwägung mit anderen Interessen nicht mehr zugängliche Bereich der privaten Lebensführung geschützt werden, zu dem unter anderem auch Krankheit und Tod gehören.[83]

Die Vorschrift des § 201a StGB gilt demnach für sämtliche Bildaufnahmen, die in den Räumlichkeiten des Krankenhauses von einem Patienten gemacht werden und bei denen eine Kamera zum Einsatz kommt (die also nicht rein computergeneriert sind). Strafbar ist die Herstellung derartiger Bildaufnahmen jedoch nur, wenn diese **unbefugt** erfolgt. Fraglich ist somit, wann von einer Befugnis zur Erstellung von Bildaufnahmen auszugehen ist.

Ein möglicher Rechtfertigungstatbestand kann beispielsweise das Vorliegen einer Einwilligung des Aufgenommenen sein.[84] Die Befugnis zur Erstellung von Bildaufnahmen kann sich aber auch aus gesetzlichen Grundlagen ergeben.[85] Wie oben bereits dargestellt, ist die Erstellung einer behandlungsbezogenen Fotodokumentation gemäß Art. 9 Abs. 2h, Abs. 3 DS-GVO bzw. den kirchlichen Regelwerken zum Datenschutz (§ 13 Abs. 2 Ziff. 8, 9, Abs. 3 DSG-EKD / § 11 Abs. 2 h, i, Abs. 3 KDG) aus datenschutzrechtlicher Sicht zulässig. Wenn sich jedoch aus Art. 9 Abs. 2h, Abs. 3 DS-GVO / § 13 Abs. 2 Ziff. 8, 9, Abs. 3 DSG-EKD / § 11 Abs. 2 h, i, Abs. 3 KDG eine datenschutzrechtliche Befugnis zur behandlungsbezogenen Bilderstellung ergibt, lässt sich hieraus auch in strafrechtlicher Hinsicht eine entsprechende Befugnis zur behandlungsbezogenen Bildherstellung ableiten. Da Bildaufnahmen, die für die medizinische Diagnostik, die Versorgung oder Behandlung eines Patienten erforderlich sind, auf der Grundlage dieser Befugnisnormen erstellt werden können und die Bildherstellung durch diese Rechtsgrundlagen legitimiert wird, erfolgt diese nicht unbefugt. Aufgrund der vorliegenden Befugnis liegt keine Strafbarkeit im Sinne des § 201a StGB vor, solange die Bildherstellung innerhalb der Grenzen der zitierten Befugnisnormen erfolgt. Eine Einwilligung der betroffenen Patienten in die behandlungsbezogene Fotodokumentation ist somit auch aus strafrechtlicher Sicht nicht erforderlich.

Sollen Fotos über den Behandlungsverlauf bzw. Krankheitszustand des Patienten demgegenüber auch zu weitergehenden Zwecken (Lehre, Forschung, Fortbildung) verwendet werden, ist eine ausdrückliche Einwilligung des Patienten erforderlich, die

---

83 Vgl. BT-Drucksache 15/2466 vom 10.02.2004, S. 5

84 Eisele, in: Schönke/Schröder, Kommentar zum StGB, 30. Auflage 2019, § 201a StGB, Rn. 18

85 Vgl. Eisele, in: Schönke/Schröder, Kommentar zum StGB, 30. Auflage 2019, § 201a StGB, Rn. 18

schriftlich eingeholt werden sollte, es sei denn, für die weitergehende Verwendung durch das Krankenhaus existiert z.B. in den Landeskrankenhausgesetzen eine hinreichend bestimmte gesetzliche Ermächtigungsgrundlage.

Darüber hinaus sollte eine vorherige Information des Patienten über das Prozedere der Erstellung der Fotodokumentation als notwendiger Bestandteil von Behandlung und Dokumentation erfolgen. Dem Patienten sollte außerdem erklärt werden, wie die Fotodokumentation durch die mit der Behandlung und Pflege befassten ärztlichen und pflegerischen Mitarbeiter therapeutisch verwendet wird.

Für den Fall, dass ein Patient der Erstellung von Fotos ausdrücklich widerspricht, diese aber für die Durchführung und Dokumentation der Behandlung unerlässlich sind, kann seitens des Krankenhauses bei geplanten Eingriffen oder Behandlungen nur ein Hinweis gegenüber dem Patienten erfolgen, dass die Behandlung ohne die Erstellung einer Fotodokumentation nicht möglich ist und das Krankenhaus darüber hinaus nicht in der Lage ist, seine gesetzlichen Dokumentationspflichten zu erfüllen. Vorab sollte allerdings noch einmal geprüft werden, ob es für die Behandlung zwingend notwendig ist, dass entsprechende Fotos erstellt werden. Sofern dies der Fall ist und der Patient der Erstellung von Fotos dennoch widerspricht, muss das Krankenhaus prüfen, ob eine Behandlung des Patienten unter diesen Umständen möglich ist. Das Ergebnis dieser Prüfung und die Tatsache, dass der Patient trotz eines entsprechenden Hinweises durch das Krankenhaus die Erstellung von Fotos abgelehnt hat, sollten sorgfältig dokumentiert werden.

VII. Dokumentation im weiteren Sinne

Während die Dokumentation der Krankenhausbehandlung primär eine rechtliche **Nebenpflicht** des Krankenhausträgers gegenüber dem Patienten aus dem Behandlungsvertrag darstellt und als Mittel zum Nachweis der vorgenommenen ärztlichen und pflegerischen Maßnahmen sowie deren Nachverfolgung dient, gewinnt sie auch aufgrund anderer Aspekte zunehmend an Bedeutung. Dabei handelt es sich im Wesentlichen um Aspekte der **Qualitätssicherung** sowie **übergeordneter Verträge auf Bundesebene** oder **statistischer Erhebungen**, z.B. die Erfassung von Daten im Krebsregister o.ä.

Daneben ist der Krankenhausträger selbstverständlich zu weitergehenden Datenerhebungen berechtigt und ggf. verpflichtet, die sich aus besonderen gesetzlichen u.a. auch landesrechtlichen Regelungen ergeben. Zu nennen seien hier beispielsweise **allgemeine Meldepflichten** (Anmeldung von Geburten und Todesfällen) oder Meldepflichten aufgrund spezialgesetzlicher Regelungen, etwa des **Infektionsschutzgesetzes**, wonach der behandelnde oder leitende Arzt der Verpflichtung unterliegt, besondere Krankheiten und Krankheitserreger im Zusammenhang mit persönlichen Angaben des betroffenen Patienten dem Gesundheitsamt zu melden.

Ferner resultierten früher aus den Meldegesetzen der Länder Meldepflichten hinsichtlich des Namens, Tages und Ortes der Geburt, Anschrift des Patienten o.ä. Hierbei handelt es sich allerdings in der Regel um eine Verpflichtung zur Datenaufnahme und nicht etwa zu einer täglichen Meldung o.ä. Manche Meldegesetze der Länder verlangten in der Vergangenheit das Führen der genannten Daten in gesonderten Verzeichnissen. Diese landesrechtlichen Regelungen wurden allerdings **ab dem 01.11.2015** durch eine bundeseinheitliche Regelung im **Bundesmeldegesetz (BMG)** abgelöst.[86] § 32 Abs. 2 BMG verlangt generell nur die Auskunftserteilung gegenüber den zuständigen Stellen, nicht aber das Führen gesonderter Verzeichnisse. Danach ist der zuständigen Behörde Auskunft aus den Unterlagen der genannten Einrichtungen zu erteilen, wenn dies nach Feststellung der Behörde zur Abwehr einer erheblichen und gegenwärtigen Gefahr, zur Verfolgung von Straftaten oder zur Aufklärung des Schicksals von Vermissten und Unfallopfern im Einzelfall erforderlich ist. Die Auskunft umfasst den Familiennamen, Vornamen, Geburtsdatum und Geburtsort sowie bei Geburt im Ausland auch den Staat, Staatsangehörigkeiten, Anschriften sowie das Datum der Aufnahme und das Datum der Entlassung.

Außerdem zu bedenken bleibt die Dokumentation etwaiger Leistungen von **Spezialdiensten**. Als Beispiel sei hier der **Sozialdienst** genannt, dessen Unterlagen unterschiedlichster Natur sein können.[87] Es existieren zwar keine gesetzlichen Regelun-

---

[86] Beim Bundesmeldegesetz (BMG) handelt es sich um Artikel 1 des Gesetzes zur Fortentwicklung des Meldewesens (MeldFortG) vom 03.05.2013, BGBl. I, S. 1084, das am 01.11.2015 in Kraft getreten ist. (Der Zeitpunkt des Inkrafttretens wurde durch das Gesetz zur Fortentwicklung des Meldewesens vom 20.11.2014, BGBl. I, S. 1738, auf den 01.11.2015 verschoben.)

[87] Vgl. hierzu im Einzelnen Teil E, Anhang III „Tabelle über Aufbewahrungspflichten und -fristen von behandlungsbezogenen Dokumenten im Krankenhaus", letzte Spalte

gen, die die Dokumentation dieser Leistungen vorschreiben. Allerdings stellt es sich als empfehlenswert dar, die Leistungen zu dokumentieren und darüber hinaus auch die Unterlagen so lange aufzubewahren, wie noch mit diesbezüglichen Nachfragen zu rechnen ist.[88]

Hinsichtlich der konkreten Auswirkungen auf die Anforderungen an die Dokumentation wird teilweise nur eine Übermittlung und Verwendung bereits vorhandener Daten notwendig sein, die ohnehin aufgrund der Krankenhausbehandlung erhoben worden sind. Bei diesen Daten handelt es sich mithin lediglich um ein Exzerpt aus der Dokumentation der Krankenhausbehandlung. In Einzelfällen kann es jedoch durchaus möglich sein, dass die Erhebung zusätzlicher Daten notwendig sein wird.

---

[88] Sofern der Sozialdienst im Rahmen des Entlassmanagements (§ 39 Abs. 1a SGB V) Funktionen übernimmt, ist darauf hinzuweisen, dass gesetzlich Versicherte einen gesetzlich verankerten Anspruch auf diese Leistungen haben, die insofern einer klassischen Dokumentation in der Krankenakte bedürfen.

VIII. Zuständigkeit für die Dokumentation

- Der **leitende Abteilungsarzt** trägt die Gesamtverantwortung für die ärztliche Dokumentation und deren Durchführung sowie für die geordnete Zusammenführung der Dokumentationsteile zu einer Krankengeschichte.

  Dies gilt auch dann, wenn diese Verpflichtung nicht ausdrücklich im Dienstvertrag erwähnt wird. Die Verantwortung für die ordnungsgemäße Dokumentation ist grundsätzlich Bestandteil der dem leitenden Abteilungsarzt obliegenden gewissenhaften Führung und fachlichen Leitung seiner Abteilung.

- Die Verpflichtung zur Dokumentation gilt auch für die Versorgung belegärztlicher Patienten (gespaltener Krankenhausbehandlungsvertrag); neben den Dokumentationspflichten des Krankenhauses ist der **Belegarzt** für die Dokumentation im Rahmen seiner Zuständigkeit verantwortlich (vgl. auch Teil D, Kap. II.3.).

- Die zuständige **leitende Pflegekraft** trägt die Verantwortung für die pflegerische Dokumentation. Dementsprechend ist die Leitung des therapeutischen Teams selbständig für die Dokumentation der Maßnahmen des therapeutischen Teams verantwortlich. Aber auch in diesen Bereichen obliegt dem leitenden Abteilungsarzt die Pflicht, die inhaltliche Vollständigkeit der pflegerischen Dokumentation zu überprüfen.

- **Jeder Arzt** trägt die Verantwortung für die Dokumentation seiner ärztlichen Anordnungen und deren Durchführung.[89]

- Die Dokumentation kann delegiert werden, d.h. die dem Verantwortlichen obliegenden Dokumentationspflichten muss dieser nicht alle persönlich erfüllen, sondern kann sie weitgehend an nachgeordnete Mitarbeiter übertragen. Für den Fall einer **Delegation** der Dokumentation müssen allerdings klare Anweisungen erteilt werden sowie eine Kontrolle hinsichtlich deren ordnungsgemäßen Ausführung erfolgen.

  Dies gilt umso mehr in Zeiten umfangreicher Kodierungen, die neue Berufsbilder, wie etwa medizinische Dokumentationsassistenten oder klinische Kodierer entstehen lassen. Die Letztverantwortlichkeit für die Ausführung dieser Aufgaben trägt auch hier stets der leitende Abteilungsarzt der entsprechenden Abteilung.

  Eine Anordnung des Krankenhausträgers, durch die ärztlichen Mitarbeitern die Dokumentation und Verschlüsselung von Diagnosen und Prozeduren auferlegt wird, kann im Einzelfall der Mitbestimmung des Personalrates unterliegen.[90]

Wird die Dokumentation einer ärztlichen Anordnung delegiert, so hat der anordnende Arzt die erfolgte Dokumentation gegenzuzeichnen.

---

[89] OVG NRW – Landesberufsgericht für Heilberufe NRW, Urteil vom 25.11.2015 – 6t A 2679/13.T = MedR 2016, 731, 733 m. Anm. v. Schlund = GesR 2016, 114, 115 f.

[90] BVerwG, Beschluss vom 18.05.2004, 6 P 13.03 = das Krankenhaus 2004, 957 ff. m. Anm. v. Hauser zum PersVG Baden-Württemberg

C. Organisatorische Hinweise

- Die Dokumentation soll Aufschluss darüber geben, wer, was, wann, in welcher Form und in welchem Umfang angeordnet und/oder durchgeführt hat (Datum, Uhrzeit, Maßnahme, Namen).

- Die Aufzeichnungen oder Vermerke in den Krankenblättern müssen in zeitlich nahem Zusammenhang zu dem dokumentierten Geschehen stehen.[91] Eine Aufzeichnung muss allerdings nicht nach jedem Einzelschritt erfolgen. Erfolgt eine nachträgliche (vgl. Teil D, Kap. I) Dokumentation, muss sie als eine solche kenntlich gemacht werden.

- Wird eine Dokumentation nachträglich abgeändert, muss dies aus der Patientenakte ersichtlich sein.[92]

- Bei Verlegung des Patienten in eine andere Abteilung des Krankenhauses sind dem zuständigen Arzt dieser Abteilung die notwendigen Unterlagen zur Vereinigung mit der dort zu führenden Krankengeschichte zu übergeben. Bei einer elektronischen Patientenakte sind entsprechend die für die Weiterbehandlung erforderlichen Dokumentationen zugänglich zu machen.

- Nach Abschluss der Behandlung des Patienten werden die Dokumentationsteile – sofern noch nicht geschehen – zusammengeführt und die Gesamtdokumentation als Krankengeschichte archiviert.

- Der Krankenhausträger, der dem Patienten gegenüber aus dem Krankenhausbehandlungsvertrag zur Dokumentation verpflichtet ist (vertragliche Pflicht, vgl. Teil A, Kap. III), sollte zur Vermeidung eines Organisationsverschuldens eine Dienstanweisung über die Durchführung der Dokumentation erlassen. Hierzu bietet sich die im Anhang abgedruckte Formulierungshilfe zur Erstellung einer Dienstanweisung an (Teil E, Anhang VI).

Dem Krankenhausträger obliegen umfassende Organisationsverpflichtungen. Aufgrund der aus dem Krankenhausbehandlungsvertrag resultierenden Pflicht des Krankenhausträgers zur Dokumentation (Teil A, Kap. III) hat der Krankenhausträger

---

[91] Vgl. § 630f Abs. 1 Satz 1 BGB: Danach ist der Behandelnde verpflichtet, zum Zweck der Dokumentation in unmittelbarem zeitlichen Zusammenhang mit der Behandlung eine Patientenakte in Papierform oder elektronisch zu führen. Vgl. auch OLG Koblenz, Urteil vom 27.07.2007 – 5 U 212/05; KG Berlin, Urteil vom 10.01.2013 – 20 U 225/10 = ArztRecht 2013, 190; OVG NRW – Landesberufsgericht für Heilberufe NRW, Urteil vom 25.11.2015 – 6t A 2679/13.T = MedR 2016, 731, 733 m. Anm. v. Schlund = GesR 2016, 114, 115 f.; SG Stuttgart, Urteil vom 14.09.2016 – S 24 KA 235/14 = GesR 2018, 118, 121; LG Heilbronn, Urteil vom 17.08.2018 – Hn 1 O 14/17 = GesR 2018, 652, 653.

[92] Vgl. § 630f Abs. 1 Satz 2 BGB: Danach sind Berichtigungen und Änderungen von Eintragungen in der Patientenakte nur zulässig, wenn neben dem ursprünglichen Inhalt erkennbar bleibt, wann sie vorgenommen worden sind. Dies ist auch für elektronisch geführte Patientenakten sicherzustellen. § 630f Abs. 1 Satz 2 BGB wurde neu eingeführt durch das Gesetz zur Verbesserung der Rechte von Patientinnen und Patienten (Patientenrechtegesetz) vom 20.02.2013, BGBl. I, S. 277.

für die Durchführung einer ordnungsgemäßen und den Vorgaben der Rechtsprechung genügenden Dokumentation der Krankenhausbehandlung zu sorgen. Das Unterlassen einer ausreichenden Dokumentation kann darüber hinaus zu erheblichen beweisrechtlichen Folgen bis hin zu einer **Beweislastumkehr** in einem Haftpflichtprozess führen (vgl. Teil D, Kap. I). Aufgrund dieser Überwachungs- und Organisationspflichten kann sich ein auf mangelhafte ärztliche oder pflegerische Dokumentation gestützter Schadensersatzanspruch auch gegen den Krankenhausträger richten, dem ein Fehlverhalten des Arztes oder der Pflegekraft zugerechnet wird. Auch wenn die Durchführung der Dokumentation grundsätzlich delegiert werden kann, kann jedoch die Festlegung der wesentlichen Grundzüge der Dokumentation nicht dem nachgeordneten ärztlichen und pflegerischen Personal überlassen werden, ohne den Vorwurf eines Organisationsverschuldens zu riskieren. Geeignetes Mittel zur Umsetzung einheitlicher Dokumentationsstandards im gesamten Krankenhaus stellt daher eine für alle Mitarbeiter verbindliche **Dienstanweisung** dar, die konkrete Handlungsvorgaben beinhaltet. Allerdings erschöpfen sich die Pflichten des Krankenhausträgers nicht im bloßen Erlass einer derartigen Dienstanweisung; er hat auch deren Befolgung in regelmäßigen Abständen zu kontrollieren.

D. Ergänzende Aspekte

I. Beweisrechtliche Konsequenzen eines Dokumentationsmangels

Eine unzulängliche, lückenhafte oder gar unterlassene erforderliche Dokumentation (Dokumentationsmangel) kann zu Beweiserleichterungen bis hin
zur Beweislastumkehr zugunsten des Patienten führen. Dies betrifft sowohl
den Bereich der ärztlichen als auch der pflegerischen Dokumentation.[93] Eine
mangelnde Dokumentation kann darüber hinaus zur fehlenden Abrechenbarkeit erbrachter Leistungen führen.

1. Haftungsrechtliche Konsequenzen

Grundsätzlich trägt der Patient die Beweislast für das Vorliegen eines Behandlungsfehlers und für das Vorliegen der Kausalität zwischen dem Behandlungsfehler und
dem eingetretenen Gesundheitsschaden, d.h. der Patient hat die den Schadensersatzanspruch begründenden Tatbestandsvoraussetzungen darzulegen und zu beweisen. Hat der Behandelnde jedoch eine medizinisch gebotene wesentliche Maßnahme und ihr Ergebnis nicht in der Patientenakte aufgezeichnet oder hat er die
Patientenakte nicht aufbewahrt, wird gemäß § 630h Abs. 3 BGB vermutet, dass er
diese Maßnahme nicht getroffen hat. Liegt also ein Dokumentationsmangel
(z.B. lückenhafte, unterlassene Dokumentation) vor, kann dies zu **Beweiserleichterungen** bzw. zur **Beweislastumkehr** zugunsten des Patienten (Erhebung des Vor-
wurfs der Beweisvereitelung durch den Patienten) in der Weise führen[94], dass vermutet wird, eine nicht dokumentierte Maßnahme sei vom Arzt auch nicht getroffen
worden.[95] Der Dokumentationsmangel besitzt insofern eine Indizwirkung, d.h. das
Fehlen der Dokumentation einer aufzeichnungspflichtigen Maßnahme indiziert ihr
Unterbleiben.[96] Diese Indizwirkung gilt auch im Bereich der Pflegedokumentation,
d.h. das Fehlen der erforderlichen Dokumentation von besonderen Pflegemaßnah-

---

[93] Vgl. hierzu auch Siebenhüner/Pehlke, Pflege- und Krankenhausrecht 2013, S. 93, 95

[94] BGH, Urteil vom 16.05.1972 – VI ZR 7/71 = NJW 1972, 1520; BGH, Urteil vom 07.05.1985 – VI ZR 224/83
= NJW 1985, 2193; BGH, Urteil vom 14.02.1995 – IV ZR 272/93 = NJW 1995, 1611; BGH, Urteil vom
06.07.1999 – IV ZR 290/98 = NJW 1999, 3408 = das Krankenhaus 2000, 300 ff. m. Anm. v.
Meister/Marquardt; Laumen, NJW 2002, 3739 ff.; OLG Saarbrücken, Urteil vom 08.11.2006 – 1 U 582/05-
203 = MedR 2007, 486 m. Anm. v. Schmidt-Recla; OLG Köln, Urteil vom 22.09.2010 – 5 U 211/08 = MedR
2011, 661 = VersR 2011, 760

[95] BGH, Urteil vom 28.06.1988 – VI ZR 217/87 = ArztRecht 1989, 257; BGH, Urteil vom 14.02.1995 – IV ZR
272/93 = NJW 1995, 1611

[96] BGH, Urteil vom 11.11.2014 – IV ZR 76/13 = GesR 2015, 88; LG Baden-Baden, Urteil vom 04.07.2014
20161/11 = VersR 2014, 1506; BGH, Urteil vom 24.01.1989 – VI ZR 170/88 = NJW 1989, 2330; BGH,
Urteil vom 14.02.1995 – IV ZR 272/93 = NJW 1995, 1611; andererseits hat eine ärztliche Dokumentation,
die auf einen Behandlungsfehler hindeutet, aber auch keine Geständniswirkung, wenn der Prozessvortrag
des Arztes den dokumentierten Befund als unzutreffend bezeichnet, vgl. OLG Koblenz, Urteil vom
03.09.2009 – 5 U 989/08 = MedR 2011, 659; KG Berlin, Urteil vom 13.10.2014 – 20 U 224/12 = ArztRecht
2015, 79

men (z.b. Dekubitus-Pflege) indiziert deren Unterbleiben.[97] Nunmehr ist es Sache des Arztes bzw. Krankenhausträgers, das Gegenteil darzulegen und zu beweisen, dass eine ordnungsgemäße Behandlung durchgeführt wurde. Gelingt dies nicht, bleibt es bei dem vermuteten Behandlungsfehler, was in der Regel zum Verlust des Prozesses führt.[98]

Eine unterbliebene oder lückenhafte Dokumentation kann zwar grundsätzlich sowohl durch eine – entsprechend gekennzeichnete[99] – nachträgliche Dokumentation, als auch im Prozess durch andere Beweismittel (z.b. Zeugenvernehmung) nachträglich ersetzt bzw. ausgefüllt werden.[100] Bei einem häufig erst Jahre später geführten Rechtsstreit kann es jedoch zu einer Abschwächung des Beweiswertes der Zeugenaussage kommen. Dies findet seinen Grund darin, dass es für den einzelnen Krankenhausmitarbeiter in der Regel schwierig sein dürfte, sich auch nach einer längeren Zeit noch an Einzelheiten der Behandlung erinnern zu können. Das mangelnde Erinnerungsvermögen führt daher im Prozess häufig dazu, dass die Mitarbeiter nur noch unzureichende Aussagen machen kann. Ferner ist zu befürchten, dass der Richter einer derartigen Zeugenaussage nicht mehr allzu viel Gewicht beimessen wird.

Dokumentationslücken können u.U. durch nachträglich aus dem Gedächtnis vorgenommene Aufzeichnungen gefüllt werden, bzw. es kann u.U. auf ein ärztliches Gedächtnisprotokoll ergänzend zu Beweiszwecken zurückgegriffen werden.[101] Wird eine Dokumentation nachträglich abgeändert, muss dies aus der Patientenakte ersichtlich sein. Gemäß § 630f Abs. 1 Satz 2 BGB sind Berichtigungen und Änderungen von Eintragungen in der Patientenakte nur zulässig, wenn neben dem ursprünglichen Inhalt erkennbar bleibt, wann sie vorgenommen worden sind. Dies ist auch für elektronisch geführte Patientenakten sicherzustellen (§ 630f Abs. 1 Satz 3 BGB).

Arbeitsteilung und Teamarbeit im Krankenhaus sowie Kooperationen zwischen Krankenhaus-MVZ, Rehabilitationseinrichtungen, niedergelassenen Vertragsärzten und Pflegeeinrichtungen sind Bestandteile einer immer stärker vernetzten fach- und einrichtungsübergreifenden Versorgungsstruktur. Ist die Koordination zwischen ver-

---

[97] BGH, Urteil vom 18.03.1986 – VI ZR 215/84 = MedRecht 1986, 324; BGH, Urteil vom 02.06.1987 – VI ZR 174/86 = NJW 1988, 762

[98] Andererseits kann aber einer formell und materiell ordnungsgemäßen ärztlichen Dokumentation bis zum Beweis des Gegenteils Glauben geschenkt werden; vgl. OLG Naumburg, Urteil vom 15.11.2011 – 1 U 31/11 (rechtskräftig) = MedR 2012, 529 = GesR 2012, 310; so auch OLG Naumburg, Urteil vom 26.01.2012 – 1 U 45/11, GesR 2012, 762, OLG Brandenburg, Beschluss vom 29.08.2017 – 12 U 138/16 = GesR 2018, 509, und OLG Dresden, Beschluss vom 26.02.2018 – 4 U 1663/17 = GesR 2018, 497

[99] Vgl. § 630f Abs. 1 Satz 2 BGB: Danach sind Berichtigungen und Änderungen von Eintragungen in der Patientenakte nur zulässig, wenn neben dem ursprünglichen Inhalt erkennbar bleibt, wann sie vorgenommen worden sind. Dies ist auch für elektronisch geführte Patientenakten sicherzustellen. § 630f Abs. 1 Satz 2 BGB wurde neu eingeführt durch das Gesetz zur Verbesserung der Rechte von Patientinnen und Patienten (Patientenrechtegesetz) vom 20.02.2013, BGBl. I, S. 277

[100] OLG Koblenz, Beschluss vom 04.07.2016 – 5 U 565/16 = VersR 2017, 353 f.; OLG Dresden, Beschluss vom 14.09.2017 – 4 U 975/17 = GesR 2018, 28 m. Anm. v. Cramer

[101] OLG Oldenburg, Urteil vom 30.04.1991 – 5 U 120/90 = MedRecht 1992, 111; vgl. auch Geiß/Greiner, Arzthaftpflichtrecht, 7. Auflage 2014, Teil B, Rn. 209 mit weiteren Nachweisen

schiedenen Leistungserbringern aufgrund einer mangelhaften Dokumentation feh-
lerhaft und wird dies mitursächlich für einen Behandlungsfehler, dann geht die
Rechtsprechung regelmäßig von einer Haftung aufgrund **Organisationsverschuldens** aus. Gemäß § 630h Abs. 1 BGB wird ein Fehler des Behandelnden vermutet,
wenn sich ein allgemeines Behandlungsrisiko verwirklicht hat, das für den Behandelnden voll beherrschbar war und das zur Verletzung des Lebens, des Körpers
oder der Gesundheit des Patienten geführt hat. Auch die Rechtsprechung hat z.B.
für den ärztlichen Bereich entschieden, dass sich der Arzt im Klageverfahren von
einer „Verschuldens- oder Fehlervermutung" zu entlasten hat, wenn feststeht, dass
die Schädigung des Patienten aus einem Bereich stammt, dessen Gefahren ärztlicherseits voll beherrscht werden können und deshalb vermieden werden müssen.[102]
Zu den voll zu beherrschenden Bereichen gehört die Organisation und Koordination
des Behandlungsgeschehens. Bei unzureichender Abstimmung der Leistungserbringer aufgrund unzureichender Dokumentation besteht somit die Gefahr einer Beweislastumkehr zu Lasten des Krankenhauses. Die Vermeidung von Dokumentationslücken muss daher Bestandteil einer abgestimmten Ablauforganisation zwischen
verschiedenen Leistungserbringern sein.

2.   Leistungsrechtliche Konsequenzen

Eine mangelnde Dokumentation kann darüber hinaus leistungsrechtliche Konsequenzen haben und zur fehlenden Abrechenbarkeit erbrachter Leistungen führen.
Das Risiko der Nichterweislichkeit der Krankenhausbehandlungsbedürftigkeit eines
Patienten trifft grundsätzlich den Krankenhausträger. Eine unzureichende Dokumentation kann zur Folge haben, dass der Beweis der stationären Behandlungsbedürftigkeit als nicht geführt angesehen wird (vgl. hierzu ausführlich Teil B, Kap. V.1.).

---

[102] Mit zahlreichen weiterführenden Verweisen siehe Katzenmeier, Arbeitsteilung, Teamarbeit und Haftung,
MedR 2004, 34 ff.; Steffen, Formen der Arzthaftung in interdisziplinären Gesundheitseinrichtungen, MedR
2006, 75 ff.

II. Aufbewahrung (Archivierung)

1. Pflicht zur Aufbewahrung

Die Verpflichtung zur Führung der Krankengeschichte umfasst auch die Pflicht des Krankenhausträgers gegenüber dem Patienten zur Aufbewahrung der im Zusammenhang mit einer Behandlung anfallenden wesentlichen und für die Dokumentation des Behandlungsverlaufs erforderlichen Krankenunterlagen.[103] Für den Arzt resultiert die Aufbewahrungspflicht aus § 630f Abs. 3 BGB sowie dem Berufsrecht der Ärzte. Die Aufbewahrungspflicht gilt auch für die Aufbewahrung der Krankengeschichte Verstorbener.

Der Krankenhausträger hat zudem dafür Sorge zu tragen, dass über den **Verbleib von Behandlungsunterlagen** jederzeit Klarheit besteht. Es sollte daher unbedingt dokumentiert werden, wann an welche Stelle zu welchem Zweck Unterlagen weitergeleitet worden sind. Gelangen die Unterlagen nicht in angemessener Zeit zurück, muss der Krankenhausträger für ihre Rücksendung sorgen. Verletzt der Krankenhausträger diese Pflicht, kann es zu den in Teil D, Kap. I beschriebenen Beweiserleichterungen zugunsten des Patienten kommen.[104]

Neben der schriftlichen Dokumentation sind aber auch andere Dokumentationsformen denkbar wie z.B. die **Fotodokumentation**[105] und – vor allem im Bereich der mikroinvasiven Chirurgie zunehmend üblichen – **Videoaufzeichnungen**. Bei der Frage nach der Aufbewahrungspflicht auch dieser Unterlagen wird es darauf ankommen, ob sie lediglich ergänzende veranschaulichende Darstellungen der bereits schriftlich festgehaltenen Befunde und therapeutischen Maßnahmen sind. Stellen sie jedoch das einzige Dokumentationsmaterial der wesentlichen (vgl. Teil B, Kap. IV) und damit dokumentationspflichtigen Feststellungen dar, sind auch sie aufzubewahren. Grundsätzlich ist eine doppelte Aufbewahrung von Unterlagen nicht erforderlich, solange der Zugriff auf sämtliche relevanten Informationen gewährleistet ist und die jeweiligen Unterlagen darüber hinaus keine weitergehenden Informationen enthalten.

Erfolgen im Rahmen der Krankenhausbehandlung Entnahmen von Blut, Gewebeproben etc., ist es ausreichend, wenn die schriftlichen Untersuchungsergebnisse, wie Laborbefunde, Histologiebefunde etc., aufbewahrt werden. Wird in einer Abteilung für Pathologie Gewebe- oder Zellmaterial histologisch oder zytologisch untersucht, so sollten dort neben den Befundberichten auch die entsprechenden **Präpa-**

---

[103]   Wie bereits unter Teil A, Kap. I.2. dargestellt, wurde die Dokumentation der Behandlung durch das Patientenrechtegesetz vom 20.02.2013, BGBl. I, S. 277 in § 630f BGB gesetzlich verankert, wobei auch die Verpflichtung zur Aufbewahrung in § 630f Absatz 3 BGB gesetzlich verankert wurde. Danach hat der Behandelnde die Patientenakte für die Dauer von zehn Jahren nach Abschluss der Behandlung aufzubewahren, soweit nicht nach anderen Vorschriften andere Aufbewahrungsfristen bestehen.

[104]   BGH, Urteil vom 21.11.1995 – VI ZR 341/94 = NJW 1996, 779; OLG Nürnberg, Urteil vom 20.04.2017 – 5 U 458/16 = GesR 2017, 650, 652

[105]   Vgl. zum Thema Fotodokumentation siehe ausführlich die Ausführungen in Teil B, Kap. VI.

rate der histologischen und zytologischen Untersuchung aufbewahrt werden. Das gleiche gilt für Präparate der gynäkologischen Vorsorgezytologie. Diese Präparate sollten für einen Zeitraum von 10 Jahren nach Abschluss der Behandlung aufbewahrt werden.

2. Zusammenführung zu einer Gesamtdokumentation

Nach Abschluss der Behandlung sollten die Teilunterlagen abteilungsbezogen zu einer Krankengeschichte zusammengeführt werden. Ist der Patient in verschiedenen Abteilungen behandelt worden, sollten die Krankenunterlagen zu einer Gesamtdokumentation zusammengeführt werden. Wenn aus technischen Gründen eine Zusammenführung nicht erfolgt, ist eine Zugriffsmöglichkeit im Bedarfsfall auf die jeweiligen Krankenunterlagen sicherzustellen.

Bei mehreren stationären Aufenthalten des Patienten kann entsprechend verfahren werden, wenn ein Zusammenhang der Krankheitsbilder besteht.

3. Eigentumsverhältnisse an den Krankenunterlagen

- Die Krankenunterlagen stehen grundsätzlich im Eigentum des Krankenhausträgers – unabhängig davon, ob allgemeine Krankenhausleistungen oder wahlärztliche Leistungen erbracht wurden.

- Die Krankenunterlagen aus dem Bereich der ambulanten Nebentätigkeit eines Krankenhausarztes (z.B. Chefarztambulanz) stehen im Eigentum des sie erstellenden Krankenhausarztes.[106]

- Der Belegarzt hat die ihm obliegende Dokumentation dem Krankenhaus zur Vervollständigung der Krankenunterlagen und zur Aufbewahrung zu überlassen. Die für die stationäre Versorgung erstellte Krankengeschichte wird unter Sicherung der ärztlichen Schweigepflicht im Krankenhaus aufbewahrt.

Für die Zuordnung der Eigentumsverhältnisse ist entscheidend, in wessen Namen bzw. Interesse die Herstellung nach der allgemeinen Verkehrsanschauung und der Zweckbestimmung erfolgt.

Im Bereich der stationären Leistungen (sowohl bei allgemeinen Krankenhausleistungen als auch bei wahlärztlichen Leistungen) werden die Krankenunterlagen unzweifelhaft für das Krankenhaus hergestellt, da Grundlage der Anfertigung hier das Dienstverhältnis zwischen Arzt und Krankenhausträger ist. Die Krankakte steht im Eigentum des Krankenhausträgers, der sie unter Zusicherung der ärztlichen Schweigepflicht und unter Beachtung der Datenschutzbestimmungen aufbewahrt.

Differenzierter ist die Situation jedoch im Bereich der ambulanten Tätigkeit zu beurteilen. Wird der Arzt im Rahmen der Institutsleistung des Krankenhausträgers und/oder im Rahmen der Dienstaufgaben tätig, findet die Anfertigung der Kranken-

---

[106] Vgl. zur Thematik insgesamt Marquardt, das Krankenhaus 2003, 142 ff.

unterlagen ihre Grundlage im Dienstverhältnis zwischen dem Arzt und dem Krankenhausträger. Die aus dem Bereich der Institutsambulanz stammenden Krankenunterlagen gelangen somit in das Eigentum des Krankenhausträgers.

Anders liegt der Fall, wenn die Krankenunterlagen im Bereich der durch den jeweiligen Krankenhausarzt in **Nebentätigkeit** selbständig geführten und bloß räumlich in den Krankenhausbetrieb eingegliederten Ambulanz erstellt werden. Hier befinden sich die Krankenunterlagen im Eigentum des sie erstellenden Krankenhausarztes, da Grundlage der Anfertigung die eigenverantwortliche Nebentätigkeit ist. Die Verantwortung für die Aufbewahrung der Krankenunterlagen liegt beim Krankenhausarzt. Im Falle der **Praxisaufgabe** muss der Arzt zudem gem. § 10 Abs. 4 der (Muster-) Berufsordnung für die deutschen Ärztinnen und Ärzte, MBO-Ä 1997[107] die Krankenunterlagen aufbewahren oder dafür Sorge tragen, dass sie in gehörige Obhut gegeben werden. Der Praxisnachfolger muss die ihm überlassenen Aufzeichnungen unter Verschluss halten und darf sie nur mit Einwilligung des Patienten einsehen oder weitergeben.[108]

Nach § 6 Abs. 2 des von der Deutschen Krankenhausgesellschaft herausgegebenen „Mustervertrages Belegarztvertrag/Kooperativer Belegarztvertrag"[109] ist der **Belegarzt** verpflichtet, die für seinen Verantwortungsbereich zu erstellende Dokumentation dem Krankenhausträger zur Vervollständigung der Krankenunterlagen und zur Aufbewahrung zu überlassen. Der Belegarzt besitzt jedoch gem. § 6 Abs. 3 des o.g. Mustervertrages nach Beendigung des Vertragsverhältnisses noch ein Recht zur Auswertung des stationären Krankheitsverlaufs, sofern dies zur Weiter-/Nachbehandlung, Gutachtenerstellung bzw. aus wissenschaftlichem Interesse notwendig ist.

4. Dauer der Aufbewahrung

Unter Zugrundelegung der berufsrechtlichen Regelung und des Patientenrechtegesetzes sind Krankenunterlagen mindestens 10 Jahre nach Abschluss der Behandlung aufzubewahren. Aus Beweissicherungsgründen empfiehlt sich jedoch unter Berücksichtigung der Verjährungsfristen des Bürgerlichen Gesetzbuches grundsätzlich eine Aufbewahrungsfrist von 30 Jahren. Darüber hinaus richtet sich die Aufbewahrungsdauer für Patientenunterlagen nach zahlreichen spezialgesetzlichen Aufbewahrungsfristen.[110] Nach Ablauf der Aufbewahrungsfrist erfolgt eine Vernichtung der aufbewahrten Krankengeschichten unter Beachtung der datenschutzrechtlichen Bestimmungen.

---

[107] (Muster-) Berufsordnung für die deutschen Ärztinnen und Ärzte (MBO-Ä) 1997, zuletzt geändert durch die Beschlüsse des 121. Deutschen Ärztetages 2018 in Erfurt, im Internet abrufbar auf der Homepage der Bundesärztekammer unter www.bundesaerztekammer.de

[108] BGH, Urteil vom 11.12.1991 – VIII ZR 4/91 = NJW 1992, 737 = ArztRecht 1992, S. 111

[109] Abgedruckt in „Der niedergelassene Arzt im Krankenhaus", Musterverträge der DKG, 2. Auflage 2016, DKVG mbH, Düsseldorf, und Kohlhammer Verlag, Stuttgart

[110] Eine Übersicht hierzu findet sich in der im **Anhang** abgedruckten Tabelle über Aufbewahrungspflichten und -fristen von behandlungsbezogenen Dokumenten im Krankenhaus.

a) Gesetzliche Einzelvorschriften

Zur Frage der Aufbewahrung von Krankenunterlagen existieren zahlreiche Einzelvorschriften:

- Gem. § 630f Abs. 3 BGB hat der Behandelnde die Patientenakte für die Dauer von **10 Jahren** nach Abschluss der Behandlung aufzubewahren, soweit nicht nach anderen Vorschriften andere Aufbewahrungsfristen bestehen.[111]

- Nach § 10 Abs. 3 der (Muster-) Berufsordnung für die deutschen Ärztinnen und Ärzte – MBO-Ä 1997[112] sind ärztliche Aufzeichnungen für die Dauer von **10 Jahren** nach Abschluss der Behandlung aufzubewahren, soweit nicht nach gesetzlichen Vorschriften eine längere Aufbewahrungspflicht besteht.

Darüber hinaus ergeben sich aus einigen **spezialgesetzlichen Regelungen** weitere gesonderte Aufbewahrungsfristen:

- Gemäß § 85 Abs. 2 StrlSchG[113] hat der Strahlenschutzbeauftragte die Aufzeichnungen sowie Röntgenbilder, digitale Bilddaten und sonstige Untersuchungsdaten im Falle von Behandlungen für eine Dauer von **30 Jahren** sowie im Falle von Untersuchungen einer volljährigen Person für eine Dauer von **10 Jahren** und bei einer minderjährigen Person bis zur Vollendung ihres 28. Lebensjahres aufzubewahren. Die zuvor zitierten Vorschriften des StrlSchG sind im **Anhang** abgedruckt.

- Gem. § 13 Abs. 3 der Betäubungsmittel-Verschreibungs-Verordnung (BtMVV)[114] sind Karteikarten, Betäubungsmittelbücher oder EDV-Ausdrucke zum Nachweis von Verbleib und Bestand der Betäubungsmittel u.a. auf Stationen von Krankenhäusern **3 Jahre** aufzubewahren.

- Eine **15-jährige** Aufbewahrungsfrist für ärztliche Unterlagen und Röntgenaufnahmen über Unfallverletzte wird bei Zulassung zum berufsgenossenschaftlichen Verletzungsartenverfahren gemäß Ziffer 3.6.8 der Anforderungen der gesetzlichen Unfallversicherungsträger nach § 34 SGB VII für die Zulassung von Krankenhäusern zur Behandlung von Schwer-Unfallverletzten gefordert.[115]

---

[111] § 630f Abs. 3 BGB wurde neu eingeführt durch das Gesetz zur Verbesserung der Rechte von Patientinnen und Patienten (Patientenrechtegesetz) vom 20.02.2013, BGBl. I, S. 277

[112] (Muster-) Berufsordnung für die deutschen Ärztinnen und Ärzte (MBO-Ä) 1997, zuletzt geändert durch die Beschlüsse des 121. Deutschen Ärztetages 2018 in Erfurt, im Internet abrufbar auf der Homepage der Bundesärztekammer unter www.bundesaerztekammer.de

[113] Strahlenschutzgesetz (StrlSchG) vom 27.06.2017, BGBl. I, S. 1966, zuletzt geändert durch Artikel 2 des Gesetzes vom 27.06.2017, BGBl. I, S. 1966

[114] Betäubungsmittel-Verschreibungsverordnung (BtMVV) vom 20.01.1998, BGBl. I, S. 74, 80, zuletzt geändert durch Artikel 2 der Verordnung vom 02.07.2018, BGBl. I, S. 1078

[115] Anforderungen der gesetzlichen Unfallversicherungsträger nach § 34 SGB VII an Krankenhäuser zur Beteiligung an der besonderen stationären Behandlung von Schwer-Unfallverletzten (Verletzungsartenverfahren – VAV), Stand: 01.01.2013, im Internet abrufbar unter https://www.dguv.de/medien/landesverbaende/de/med_reha/documents/verletz1.pdf

- Gem. Ziff. 5.6 der Anforderungen der gesetzlichen Unfallversicherungsträger nach § 34 SGB VII zur Beteiligung am Durchgangsarztverfahren[116] ist der Durchgangsarzt verpflichtet, ärztliche Unterlagen einschließlich der Krankenblätter und Röntgenbilder der durchgangsärztlichen Tätigkeit mindestens **15 Jahre** aufzubewahren.

- Nach § 11 Abs. 1 des Gesetzes zur Regelung des Transfusionswesens (Transfusionsgesetz – TFG)[117] sind die Aufzeichnungen über jede Spendeentnahme sowie die damit verbundenen Maßnahmen mindestens **15 Jahre** und die Immunisierungsprotokolle i.S.v. § 8 Abs. 3 TFG sowie die Aufzeichnungen im Zusammenhang mit der Vorbehandlung zur Blutstammzellseparation mindestens **20 Jahre** und die Angaben, die für die Rückverfolgung benötigt werden, mindestens **30 Jahre** aufzubewahren und müssen unverzüglich verfügbar sein. Sofern die Aufbewahrung nicht mehr erforderlich ist, sind die Aufzeichnungen zu vernichten oder zu löschen. Ansonsten sind sie nach Ablauf von 30 Jahren zu anonymisieren.

  Mindestens **30 Jahre** lang aufzubewahren sind gem. § 14 Abs. 3 Satz 1, 2. Halbsatz TFG Aufzeichnungen über die Anwendung von Blutprodukten und gentechnisch hergestellten Plasmaproteinen zur Behandlung von Hämostasestörungen. Diese Aufzeichnungen müssen zu Zwecken der Rückverfolgung patienten- und produktbezogen unverzüglich verfügbar sein.[118] Mindestens **15 Jahre** lang aufzubewahren sind Aufzeichnungen, die ansonsten im Zusammenhang mit der Anwendung von derartigen Blutprodukten und gentechnisch hergestellten Plasmaproteinen gemacht werden (z.B. Aufklärung, Einwilligungserklärungen, durchgeführte Untersuchungen etc.). Zur Vernichtungs-/ Löschungs- sowie Anonymisierungsverpflichtung gilt das zuvor Angeführte entsprechend.

  Für Blutdepots der Einrichtungen der Krankenversorgung im Sinne des § 11a TFG gelten die Dokumentationspflichten des § 20 Abs. 2 der Arzneimittel- und Wirkstoffherstellungsverordnung (AMWHV)[119] entsprechend. Danach müssen die dort genannten Aufzeichnungen mindestens **30 Jahre** aufbewahrt werden. Es bestehen ebenfalls die entsprechenden Vernichtungs-/Löschungs- und Anonymisierungspflichten.

  Bei der Dokumentation im Rahmen des Erwerbs und der Abgabe der o.g. Produkte durch die Krankenhausapotheke bzw. krankenhausversorgende Apotheke (sowie die sonstigen öffentlichen Apotheken) gilt gem. § 17 Abs. 6a in Ver-

---

[116] Stand: 01.01.2011, abrufbar unter www.dguv.de

[117] Transfusionsgesetz (TFG) in der Fassung der Bekanntmachung vom 28.08.2007, BGBl. I, S. 2169, zuletzt geändert durch Artikel 13 des Gesetzes vom 06.05.2019, BGBl. I, S. 646.

[118] Zur Pflicht zur Dokumentation der Chargennummern vgl. auch BGH, Urteil vom 14.06.2005 – VI ZR 179/04 = ArztRecht 2006, 233

[119] Arzneimittel- und Wirkstoffherstellungsverordnung (AMWHV) vom 03.11.2006, BGBl. I, S. 2523, zuletzt geändert durch Artikel 3 der Verordnung vom 02.07.2018, BGBl. I, S. 1080

bindung mit § 22 Abs. 4 Apothekenbetriebsordnung (ApBetrO)[120] ebenso eine Aufbewahrungsfrist von mindestens **30 Jahren** sowie entsprechende Vernichtungs-/Löschungs- und Anonymisierungspflichten.

- Nach § 15 des Gesetzes über die Spende, Entnahme und Übertragung von Organen (Transplantationsgesetz – TPG)[121] sind die Aufzeichnungen über die Beteiligung von Angehörigen bzw. von Personen, die dem möglichen Organspender bis zu seinem Tode in besonderer persönlicher Verbundenheit nahegestanden haben, im Zusammenhang mit der Zustimmung zur Organentnahme, sofern weder eine schriftliche Einwilligung noch ein schriftlicher Widerspruch des möglichen Organspenders vorliegt (vgl. § 4 Abs. 4 TPG), die Untersuchungsergebnisse im Rahmen der Feststellung des Todes (vgl. § 5 Abs. 2 Satz 3 TPG), die Aufzeichnungen über die Aufklärung bei Organentnahmen von lebenden Personen (vgl. § 8 Abs. 2 Satz 4 TPG) sowie die in diesem Zusammenhang erforderliche gutachterliche Stellungnahme (vgl. § 8 Abs. 3 Satz 2 TPG) und schließlich die Dokumentation der Organentnahme, -vermittlung und -übertragung mindestens **30 Jahre** aufzubewahren.[122] Nach Ablauf der Aufbewahrungsfrist sind die Angaben zu löschen oder zu anonymisieren (§ 15 Abs. 3 TPG).

- Gem. § 15 Abs. 2 Medizinprodukte-Betreiberverordnung (MPBetreibV)[123] hat der Betreiber einer Einrichtung, in der die in Anlage 3 der MPBetreibV genannten Medizinprodukte (aktive implantierbare Medizinprodukte, Herzklappen, nicht resorbierbare Gefäßprothesen und -stützen, Gelenkersatz für Hüfte oder Knie, Wirbelkörperersatzsysteme und Bandscheibenprothesen sowie Brustimplantate) implantiert werden, die Dokumentation zu diesen Implantaten, mit der Patienten im Falle von korrektiven Maßnahmen eindeutig identifiziert und erreicht werden können, so aufzubewahren, dass der betroffene Patientenkreis innerhalb von **drei Werktagen** über den Typ und die Chargen- oder Seriennummer des Implantates sowie über den Namen des Herstellers ermittelt werden kann. Bezüglich des genauen Umfangs der in § 15 Abs. 2 MPBetreibV geforderten Dokumentation kann eine Anleihe bei der vorherigen Regelung in § 16 Abs. 2 Medizinprodukte-Sicherheitsplanverordnung (MPSV) genommen werden. Es handelt sich hierbei um den Namen, das Geburtsdatum und die Anschrift des Patienten, das Datum der Implantation, den Typ und die Chargen- oder Seriennummer des Implantats sowie den Verantwortlichen nach § 5 des Medizinproduktegesetzes. Die Aufzeichnungen sind für die Dauer von

---

[120] Apothekenbetriebsordnung (ApBetrO) in der Fassung der Bekanntmachung vom 26.09.1995, BGBl. I, S. 1195, zuletzt geändert durch Artikel 2 der Verordnung vom 02.07.2018, BGBl. I, S. 1080

[121] Transplantationsgesetz (TPG) in der Fassung der Bekanntmachung vom 04.09.2007, BGBl. I, S. 2206, zuletzt geändert durch Artikel 1 des Gesetzes vom 22.03.2019, BGBl. I, S. 352

[122] Die Aufbewahrungsfrist wurde von bisher 10 Jahren auf 30 Jahre erhöht durch das Gesetz zur Änderung des Transplantationsgesetzes vom 21.07.2012, BGBl. I, S. 1601, das zum 01.08.2012 in Kraft getreten ist

[123] Medizinprodukte-Betreiberverordnung (MPBetreibV) in der Fassung der Bekanntmachung vom 21.08.2002, BGBl. I, S. 3396, zuletzt geändert durch Artikel 9 der Verordnung vom 29.11.2018, BGBl. I, S. 2034

20 Jahren nach der Implantation aufzubewahren; danach sind sie unverzüglich zu vernichten (§ 15 Abs. 2 Satz 2 MPBetreibV).

- Gemäß § 39 Abs. 1 der Berliner Krankenhaus-Verordnung (KhsVO)[124] sind die Patientendokumentationen von im Krankenhaus Verstorbenen **20 Jahre** lang und in allen übrigen Fällen **30 Jahre** lang aufzubewahren.

b) Problem des Prozessrisikos

Diese beispielhaft aufgeführten und in weiteren zahlreichen Einzelbestimmungen[125] niedergelegten Vorschriften zur Aufbewahrung von Krankenunterlagen stellen jedoch oft nur einen **Mindeststandard** dar und lassen insbesondere die Verjährungsfristen des Bürgerlichen Gesetzbuches (BGB) unberührt. Wird also z.B. ein Krankenhaus mit der Schadensersatzforderung eines Patienten wegen eines behaupteten Behandlungsfehlers konfrontiert, so hat dieser Patient zur Begründung seiner Ansprüche ein Einsichtnahmerecht (vgl. Teil D, Kap. V) in die entsprechenden Krankenunterlagen, da eine sorgfältige und umfassende Dokumentation dem Patienten als Bestandteil der Behandlung geschuldet (vgl. Teil A, Kap. III) wird. Sind die entsprechenden Krankenunterlagen inzwischen vernichtet, kann dies prozessual dazu führen, dass dem Patienten zum Ausgleich der Beweiserschwernisse eine entsprechende Beweiserleichterung eingeräumt (vgl. Teil D, Kap. I) wird.

- **Verjährung spätestens nach 30 Jahren**

Macht der Patient einen Schadensersatzanspruch auf der Grundlage einer schuldhaften Verletzung von sich aus dem Behandlungsvertrag ergebenden Pflichten geltend, so verjährte dieser Anspruch früher gem. § 195 BGB regelmäßig erst in 30 Jahren.

Diese Verjährungsfrist ist durch das am 1. Januar 2002 in Kraft getretene Gesetz zur Modernisierung des Schuldrechts[126] zwar auf 3 Jahre verkürzt worden. Es kommt aber nunmehr auf die sog. subjektive Komponente an, d.h. für den Lauf der Verjährungsfrist ist entscheidend, wann der Gläubiger von den anspruchsbegründenden Umständen und der Person des Schuldners Kenntnis erlangt hat oder ohne grobe Fahrlässigkeit hätte erlangen müssen. Aufgrund der oft späten Kenntnis des Patienten ist es also nach wie vor empfehlenswert, die Krankenunterlagen für einen längeren Zeitraum aufzubewahren. Ohne Rücksicht auf die Kenntnis des Anspruchsberechtigten verjähren Schadensersatzansprüche, die auf der Verletzung des Lebens, des Körpers, der Gesundheit oder der Freiheit beruhen, gem. § 199 Abs. 2 BGB **nach wie vor spätestens in 30 Jahren**.

[124] Berliner Krankenhaus-Verordnung (KhsVO) vom 30.08.2006, GVBl. Nr. 32, S. 907, zuletzt geändert durch Artikel 1 der Ersten ÄndVO vom 27.03.2017, GVBl. S. 284; außerdem abgedruckt in: Krankenhausrecht 2017/2018, Rechtsvorschriften der Länder, 7. Auflage 2017, DKVG mbH, Düsseldorf, und Kohlhammer Verlag, Stuttgart

[125] Eine ausführliche Übersicht hierzu findet sich in der im **Anhang** abgedruckten Tabelle über Aufbewahrungspflichten und -fristen von behandlungsbezogenen Dokumenten im Krankenhaus.

[126] Gesetz zur Modernisierung des Schuldrechts vom 26.11.2001, BGBl. I S. 3138

- **Empfehlung: Aufbewahrungsfrist von 30 Jahren**

Aus den o.g. Gründen wird auch weiterhin eine Aufbewahrungsfrist für Krankenunterlagen von 30 Jahren empfohlen. Nach Ablauf dieser Verjährungsfrist ist es keinem Patienten mehr möglich, weder auf deliktischer noch auf vertraglicher Grundlage, zivilrechtliche Ansprüche geltend zu machen.

Zwar haben vereinzelte Oberlandesgerichte (OLG) entschieden, dass sich nach einem Ablauf von 10 Jahren durch das Fehlen von Patientenunterlagen keine Beweiserleichterung für den Patienten ergab, da im konkreten Fall keine anderweitigen gesetzlichen Aufbewahrungsfristen bestanden.[127] Allerdings ist diese Rechtsprechung nicht höchstrichterlich, d.h. durch den Bundesgerichtshof (BGH), bestätigt. Der BGH hatte sich zwar mit einer dieser OLG-Entscheidungen auseinanderzusetzen, allerdings nur in der Form, dass die vor dem OLG Hamm unterlegene Klägerin gegen die Nichtzulassung der Revision vorgegangen war. In dem nicht veröffentlichten Beschluss[128] hat der BGH lediglich kurz begründet, dass die beweisrechtlichen Folgen sowohl des gänzlichen Fehlens als auch der Unvollständigkeit einer medizinisch gebotenen ärztlichen Dokumentation in der Rechtsprechung geklärt seien und hat die Nichtzulassungsbeschwerde zurückgewiesen. Damit hat sich der BGH nur auf den konkreten Fall der Beweiserleichterung bezogen, jedoch keine Bestätigung ausgesprochen, dass durch die frühzeitige Vernichtung von Patientenunterlagen keine haftungsrechtlichen Nachteile entstehen, und mithin keine höchstrichterliche Entscheidung in der Sache getroffen.

Auch in der Gesetzesbegründung zu § 630f Abs. 3 BGB wird ausgeführt, dass die Aufbewahrungsfrist weit über zehn Jahre hinausgehen kann, und zwar insbesondere unter Berücksichtigung der zivilrechtlichen Höchstverjährungsfrist von 30 Jahren.[129]

Ob sich das Krankenhaus unter Beachtung der gesetzlichen Vorgaben (spezialgesetzliche Regelungen, z.B. gem. StrSchG) im Einzelfall dennoch zu einer kürzeren Aufbewahrung von Krankenunterlagen entschließt, ist eine Entscheidung, die der Krankenhausträger im Rahmen seines Risikomanagements unter Abwägung aller Umstände treffen kann. Hierbei sollte auch die Haftpflichtversicherung[130] einbezogen werden, um für den jeweiligen Kranken-

---

[127] Vgl. hierzu OLG Hamm, Urteil vom 29.01.2003 – 3 U 91/02 = VersR 2005, 412; ähnlich OLG Karlsruhe, Urteil vom 11.02.2004 – 7 U 174/02; OLG Hamm, Urteil vom 09.05.2017 – 26 U 91/16 = GesR 2017, S. 588

[128] BGH, Beschluss vom 16. Dezember 2003 – VI ZR 74/03

[129] BT-Drucksache 17/10488 vom 15.08.2012, S. 26; § 630f Abs. 3 BGB wurde neu eingeführt durch das Gesetz zur Verbesserung der Rechte von Patientinnen und Patienten (Patientenrechtegesetz) vom 20.02.2013, BGBl. I, S. 277

[130] So geht beispielsweise der Kommunale Schadenausgleich einiger Länder (in einem an eine Landeskrankenhausgesellschaft gerichteten Schreiben) auf der Grundlage o.g. OLG Hamm-Entscheidung bzw. auf der Grundlage des BGH-Beschlusses davon aus, dass bei Krankenunterlagen unter bestimmten Voraussetzungen eine Vernichtung ab zehn Jahren nach dem Ende der Behandlung vertretbar sei, sofern keine spezialgesetzlichen Aufbewahrungsfristen bestünden und ein Arzt vor der Vernichtung prüfe, ob ggf. aus medizinischen Gründen eine weitere Aufbewahrung erforderlich sei. Maßgeblich ist hiernach also die medizinische Relevanz in jedem einzelnen Fall.

hausträger eine versicherungstechnisch tragbare Lösung im Einzelfall zu finden. Bei der Entscheidung kann auch eine Rolle spielen, um welche Abteilung
des Krankenhauses es sich handelt. Geht es um besonders schadensträchtige
Bereiche (z.B. Geburtshilfe), dürfte sich eher eine längere Aufbewahrung von
Patientenunterlagen anbieten. Die Entscheidung für eine kürzere Aufbewahrungsdauer könnte z.b. für Abteilungen des Krankenhauses möglich sein, die
weniger risikobehaftet sind.

Bei im Krankenhaus verstorbenen Patienten können seine **Erben** Ansprüche gegenüber dem Arzt und dem Krankenhausträger geltend machen. Ausgehend von
den Verjährungsfristen des BGB können diese Ansprüche ebenfalls 30 Jahre nach
Beendigung der Krankenhausbehandlung verfolgt werden. Insofern ist es durchaus
zweckmäßig, auch die Unterlagen verstorbener Patienten 30 Jahre aufzubewahren.
Hierbei ist jedoch zuzugestehen, dass aus Gründen der zunehmend geringer wer-
denden Wahrscheinlichkeit einer späteren Anspruchserhebung auch an eine frühere
Vernichtung der Unterlagen gedacht werden kann.

- **Keine Änderung an der empfohlenen 30-jährigen Aufbewahrungsdauer
durch die DS-GVO**

An der empfohlenen 30-jährigen Aufbewahrungsdauer für Patientenunterlagen hat
sich auch nach dem Geltungsbeginn der EU-Datenschutz-Grundverordnung (DS-
GVO)[131] durch das sogenannte „Recht auf Löschung" in Art. 17 DS-GVO nichts geändert.

Gemäß Art. 17 Abs. 1 DS-GVO haben betroffene Personen unter bestimmten Voraussetzungen ein Recht auf Löschung ihrer personenbezogenen Daten, beispielsweise unter anderem, wenn die personenbezogenen Daten für die Zwecke, für die
sie erhoben oder auf sonstige Weise verarbeitet wurden, nicht mehr notwendig sind
(Art. 17 Abs. 1a DS-GVO). Der für die Datenverarbeitung Verantwortliche ist danach
beim Vorliegen bestimmter Voraussetzungen verpflichtet, die personenbezogenen
Daten des Betroffenen zu löschen. Gleichlautende Regelungen finden sich auch in
den datenschutzrechtlichen Regelwerken der evangelischen und der katholischen
Kirche (vgl. § 21 DSG-EKD[132] und § 19 KDG[133]).

Gemäß Art. 17 Abs. 3 DS-GVO / § 21 Abs. 3 DSG-EKD / § 19 Abs. 3 KDG entfällt
jedoch die Pflicht zur Löschung unter anderem, wenn die Verarbeitung der Daten
erforderlich ist

---

[131]   EU-Datenschutz-Grundverordnung (DS-GVO), ABl. 2016 L 119, 1 ff., die am 24.05.2016 in Kraft getreten
ist und seit dem 25.05.2018 in Deutschland unmittelbare Geltung entfaltet

[132]   Kirchengesetz über den Datenschutz der Evangelischen Kirche in Deutschland (EKD-Datenschutzgesetz –
DSG-EKD) vom 15.11.2017, ABl. EKD, S. 353, in Kraft getreten am 24.05.2018

[133]   Gesetz über den Kirchlichen Datenschutz (KDG) in der Fassung des einstimmigen Beschlusses der
Vollversammlung des Verbandes der Diözesen Deutschlands vom 20.11.2017, in Kraft getreten am
24.05.2018

- zur Erfüllung einer rechtlichen Verpflichtung, die die Verarbeitung nach dem Recht der Union oder der Mitgliedstaaten oder nach kirchlichem Recht, dem der Verantwortliche unterliegt, erfordert (vgl. Art. 17 Abs. 3b DS-GVO), oder

- zur Geltendmachung, Ausübung oder Verteidigung von Rechtsansprüchen bzw. Rechten (vgl. Art. 17 Abs. 3e DS-GVO).

Demnach besteht gemäß Art. 17 Abs. 3b DS-GVO / § 21 Abs. 3 Nr. 2 DSG-EKD / § 19 Abs. 3b KDG kein Recht auf Löschung, wenn die Verarbeitung der Daten zur Erfüllung einer rechtlichen Verpflichtung erforderlich ist. Hierunter fallen sämtliche Aufbewahrungs- und Dokumentationspflichten, wie sie sich z.B. für den Bereich des ärztlichen Behandlungsvertrages aus § 630f BGB oder aus anderen Spezialgesetzen (z.B. Strahlenschutzgesetz[134] etc.) ergeben.[135] Hierunter fallen aber auch andere gesetzliche Vorgaben, die Krankenhäuser zu Datenverarbeitungen verpflichten (z.B. im Bereich der Qualitätssicherung, Abrechnung oder MDK-Überprüfung).

Darüber hinaus ist eine Aufbewahrung von personenbezogenen Daten nach Ablauf sämtlicher Aufbewahrungsfristen für einen Zeitraum von insgesamt maximal 30 Jahren aufgrund laufender zivilrechtlicher Verjährungsfristen gemäß Art. 17 Abs. 3e DS-GVO / § 21 Abs. 3 Nr. 5 DSG-EKD / § 19 Abs. 3e KDG weiterhin möglich, da dies zur Geltendmachung, Ausübung oder Verteidigung von Rechtsansprüchen bzw. Rechten erforderlich sein kann. Durch Art. 17 Abs. 3e DS-GVO / § 21 Abs. 3 Nr. 5 DSG-EKD / § 19 Abs. 3e KDG soll einem Beweismittelverlust infolge der Löschung entgegengewirkt werden.[136] Da der Patient während der gesamten Laufzeit der zivilrechtlichen Verjährungsfristen jederzeit die Möglichkeit hat, mögliche Ansprüche gegenüber dem Krankenhaus geltend zu machen, kann dadurch die Erforderlichkeit der weiteren Speicherung der Daten für diesen Zeitraum begründet werden. Es muss jedoch im Streitfall gegenüber der Aufsichtsbehörde nachgewiesen werden können, dass die generelle Erforderlichkeit einer Aufbewahrungsdauer von insgesamt maximal 30 Jahren im Rahmen einer abwägenden Prognose mit Blick auf die Wahrscheinlichkeit einer rechtlichen Auseinandersetzung überprüft wurde.

Darüber hinaus kann die Aufbewahrungsdauer von insgesamt maximal 30 Jahren vor dem Hintergrund laufender Verjährungsfristen mit der Beeinträchtigung schutzwürdiger Belange des Betroffenen im Sinne von § 35 Abs. 2 BDSG[137] begründet werden. Auch der betroffene Patient kann im Falle eines möglichen Rechtsstreits auf vorhandene Daten angewiesen sein und könnte insofern durch eine Löschung beeinträchtigt werden. Darüber hinaus sind auch abseits möglicher rechtlicher Aus-

---

[134] Strahlenschutzgesetz (StrlSchG) vom 27.06.2017, BGBl. I, S. 1966, zuletzt geändert durch Artikel 2 des Gesetzes vom 27.06.2017, BGBl. I, S. 1966

[135] Vgl. Herbst, in: Kühling/Buchner, Kommentar zur DS-GVO, Art. 17 DS-GVO, Rn. 76

[136] Peuker, in: Sydow, Kommentar zur DS-GVO, Art. 17 DS-GVO, Rn. 69

[137] Bundesdatenschutzgesetz (BDSG) vom 30.06.2017, BGBl. I, S. 2097. Das Bundesdatenschutzgesetz hat durch das Gesetz zur Anpassung des Datenschutzrechts an die Verordnung (EU) 2016/679 und zur Umsetzung der Richtlinie (EU) 2016/680 (Datenschutz-Anpassungs- und -Umsetzungsgesetz EU – DSAnpUG-EU) vom 30.06.2017, BGBl. I, S. 2097, umfangreiche Änderungen erfahren, die am 25.05.2018 zeitgleich zum Geltungsbeginn der DS-GVO in Kraft getreten sind.

einandersetzungen weitere berechtigte Interessen des Betroffenen, auch unter medizinischen Gesichtspunkten, denkbar, etwa mögliche Informationen zu Erbkrankheiten, eine Weiterentwicklung der medizinischen Erkenntnisse oder die Geltendmachung von Rentenansprüchen. Dabei tritt aber an die Stelle der Löschung eine Einschränkung der Verarbeitung, so dass die dafür in Art. 18 Abs. 2 DS-GVO vorgesehenen Rechtsfolgen zu beachten sind.

Unabhängig hiervon sehen § 21 Abs. 4 DSG-EKD und § 19 Abs. 4 Satz 1 KDG als kirchliche Besonderheit vor, dass an die Stelle des Rechts auf Löschung das Recht auf Einschränkung der Verarbeitung tritt, wenn eine Löschung wegen der besonderen Art der Speicherung nicht oder nur mit unverhältnismäßig hohem Aufwand möglich ist.[138]

5.   Ort der Aufbewahrung (interne und externe Archivierung)

Die Krankengeschichten sind im Krankenhaus gesondert und gesichert aufzubewahren. Zugang ist nur befugten Personen zu gestatten bzw. eine Zugangsmöglichkeit durch Unbefugte ist durch entsprechende Sicherheitsvorkehrungen zu verhindern. Gegen eine externe Archivierung bestehen unter Beachtung der datenschutzrechtlichen Vorgaben keine Bedenken.

a)   Interne Archivierung

Krankenunterlagen sind im Krankenhaus grundsätzlich **gesondert und gesichert** aufzubewahren. Es muss gewährleistet sein, dass nur besonders befugte Personen Zugang zum Archiv des Krankenhauses besitzen. Unbefugten ist eine Zugangsmöglichkeit durch entsprechende Sicherheitsvorkehrungen zu verwehren. Dies findet seinen Grund darin, dass auch innerhalb eines Krankenhauses nicht jeder Mitarbeiter jederzeit freien Zugriff auf sämtliche Patientenunterlagen besitzen darf.[139]

Dies kann beim klassischen Papierarchiv beispielsweise durch folgende Maßnahmen umgesetzt werden:

- Abgrenzung des Archivs von anderen Räumlichkeiten (keine Mehrfachnutzung)[140],

- Überwachung der Aktenausgabe durch Mitarbeiter, die ihren Arbeitsplatz im Archiv haben,

- Ausgabe von Patientenakten nur an berechtigte Personen gegen Unterschrift in einer Ausgabeliste,

- Dokumentation der Aktenrückgabe,

---

[138]   Hinsichtlich weiterer Einzelheiten zum Recht auf Löschung vgl. ausführlich Hauser/Haag, Datenschutz im Krankenhaus, 5. Auflage 2019, Kap. VI.3, S. 178 ff.

[139]   Vgl. hierzu ausführlich auch Hauser/Haag, Datenschutz im Krankenhaus, 5. Auflage 2019, Kap. VII.1, S. 307

[140]   Vgl. hierzu den 42. Tätigkeitsbericht 2013 des Hessischen Datenschutzbeauftragten, Punkt 3.3.6.4, S. 132 ff., https://datenschutz.hessen.de/sites/datenschutz.hessen.de/files/content-downloads/2013_42_TB.pdf

- Maßnahmen zur Datensicherheit (Brandschutz, Maßnahmen gegen Wasserschäden oder Schäden durch Versorgungsleitungen sowie Einbruchssicherung).[141]

b) Externe Archivierung

Aus Wirtschaftlichkeits- und Praktikabilitätsgründen gehen Krankenhausträger jedoch zunehmend dazu über, die Aufbewahrung der Krankenunterlagen außerhalb der Räumlichkeiten des Krankenhauses durch externe Dienstleister durchführen zu lassen. Bei der Frage nach der Zulässigkeit einer externen Archivierung sind sowohl datenschutzrechtliche als auch strafprozessuale Gesichtspunkte zu berücksichtigen. Primär ist danach zu differenzieren, ob dem Auftragnehmer (externer Dienstleister) bei der externen Archivierung die Kenntnisnahme der Akteninhalte unmöglich gemacht wird oder er im Rahmen der Auftragsdurchführung Einblick in diese Daten erhalten kann.

- **Kenntnisnahme der Akteninhalte für Dienstleister unmöglich**

Eine externe Archivierung ist unter datenschutzrechtlichen Gesichtspunkten zulässig, wenn dem Auftragnehmer eine Kenntnisnahme der Akteninhalte unmöglich gemacht wird. In einem solchen Fall liegt keine Offenbarung von Patientengeheimnissen vor. Eine ausdrückliche Einwilligung des Patienten zur externen Archivierung ist entbehrlich, da sich die Archivierung auf die Verwahrung verschlossener und anonymisierter Behältnisse beschränkt.[142]

Dies könnte z.B. in der Weise geschehen, dass die Patientenakten in **verschlossenen Containern** transportiert und aufbewahrt werden, die nur im Krankenhaus geöffnet werden können.[143] Die Behälter sind mit einem – einen Patientenbezug nicht ermöglichenden – Kode zu kennzeichnen. Bei Bedarf gibt das Krankenhaus die entsprechende Kode-Nr. an und das Unternehmen transportiert den Behälter zur anfordernden Stelle. Die Aktenentnahme wird vom Krankenhaus registriert und die Krankenunterlagen werden abschließend wieder in verschlossenen Behältern ins Archiv transportiert.

Ferner könnte die externe Archivierung z.B. in der Weise durchgeführt werden, dass jede Patientenakte in einem **verschlossenen Umschlag** aufbewahrt und transportiert wird, sofern eine Öffnung des Umschlags durch Unbefugte, d.h. Mitarbeiter der externen Stelle, erkennbar ist.

Diese Archivierungsformen haben die Gemeinsamkeit, dass die für die langfristige externe Archivierung zuvor erforderlichen Vorbereitungsarbeiten durch den Krankenhausträger bzw. dessen Mitarbeiter durchgeführt werden. Lediglich die endgültige Verwahrung der Patientenunterlagen erfolgt beim Dienstleister.

---

[141]   Vgl. hierzu den 42. Tätigkeitsbericht 2013 des Hessischen Datenschutzbeauftragten, Punkt 3.3.6.4, S. 132 ff., https://datenschutz.hessen.de/sites/datenschutz.hessen.de/files/content-downloads/2013_42_TB.pdf

[142]   OLG Düsseldorf, Urteil vom 20.08.1996 – 20 U 139/95 = Computer und Recht 1997, 536

[143]   Berliner Datenschutzbeauftragter, Bericht für 1996, 4.4.2.

Gemäß § 97 Abs. 1 StPO unterliegen ärztliche Untersuchungsbefunde, auf die sich das Zeugnisverweigerungsrecht der Ärzte erstreckt, grundsätzlich einem Beschlagnahmeverbot, damit das Recht des Arztes zur Zeugnisverweigerung nicht durch das Mittel der Beschlagnahme[144] ausgehöhlt bzw. umgangen werden kann. Außerhalb des ärztlichen Gewahrsams bzw. des Gewahrsams des Krankenhauses (z.b. Übergabe von Krankenunterlagen in den Gewahrsam einer externen Stelle zum Zwecke der Archivierung) war früher der von der Strafprozessordnung (StPO) vorgesehene Beschlagnahmeschutz für personenbezogene Patientendaten grundsätzlich nicht mehr sichergestellt.

Dieses strafprozessuale Problem wurde im Jahre 2004 durch den Gesetzgeber gelöst. Der Beschlagnahmeschutz wurde auf Krankenunterlagen, die sich im Gewahrsam eines Dienstleisters befinden, der für den Arzt oder die Krankenanstalt personenbezogene Daten erhebt, verarbeitet oder nutzt, ausgeweitet.[145] Gemäß § 97 Abs. 3 StPO gilt der in § 97 Abs. 2 StPO vorgesehene Beschlagnahmeschutz entsprechend auch für Gegenstände, die sich im Gewahrsam von Personen befinden, die nach § 53a Abs. 1 Satz 1 StPO an der beruflichen Tätigkeit der in § 53 Abs. 1 Satz 1 Nr. 1 bis 3b StPO genannten Berufsgeheimnisträger mitwirken. Zusätzliche Maßnahmen zur Sicherung des Beschlagnahmeschutzes sind somit bei der externen Archivierung nicht erforderlich.

Darüber hinaus besteht ein Beschlagnahmeschutz für personenbezogene Patientendaten, die sich im Gewahrsam des Krankenhauses befinden. Der Beschlagnahmeschutz für personenbezogene Patientendaten, die sich im Gewahrsam einer Krankenanstalt befinden, ergab sich in der Vergangenheit explizit aus § 92 Abs. 2 Satz 2 StPO.[146] Diese Regelung wurde zwar im Zuge der Änderungen in § 97 Abs. 3 StPO gestrichen. Der Gesetzgeber hat die Streichungen in § 97 Abs. 2 Satz 2 StPO allerdings damit begründet, dass es sich bei Krankenanstalten regelmäßig um Einrichtungen unter ärztlicher Leitung handele und innerhalb der Krankenanstalten stets von einer Hilfstätigkeit für einen der zeugnisverweigerungsberechtigten Angehörigen der Heilberufe auszugehen sei. Es bestehe daher kein sachlicher Grund mehr, in § 97 Abs. 2 Satz 2 StPO für die Krankenanstalten eine ausdrückliche Rege-

---

[144] Vgl. zum Thema „Beschlagnahme" ausführlich auch Hauser/Haag, Datenschutz im Krankenhaus, 5. Auflage 2019, Kap. VIII.5.2.2, S. 447 ff.

[145] Die ursprüngliche Regelung zur Ausweitung des Beschlagnahmeschutzes befand sich in § 97 Abs. 2 Satz 2 StPO und wurde zum 01.01.2004 neu eingefügt durch das Gesetz zur Modernisierung der gesetzlichen Krankenversicherung (GMG) vom 14.11.2003, BGBl. I, S. 2190. Der jetzige Wortlaut in § 97 Abs. 3 StPO geht auf das Gesetz zur Neuregelung des Schutzes von Geheimnissen bei der Mitwirkung Dritter an der Berufsausübung schweigepflichtiger Personen vom 30.10.2017, BGBl. I, S. 3618, in Kraft getreten am 09.11.2017, zurück; vgl. zu den durch diese Neuregelungen eintretenden Neuerungen bei der ärztlichen Schweigepflicht ausführlich auch Hauser/Haag, Datenschutz im Krankenhaus, 5. Auflage 2019, Kap. V.3.2.4, S. 68 ff.

[146] Die ursprüngliche Regelung zur Ausweitung des Beschlagnahmeschutzes befand sich in § 97 Abs. 2 Satz 2 StPO und wurde zum 01.01.2004 neu eingefügt durch das Gesetz zur Modernisierung der gesetzlichen Krankenversicherung (GMG) vom 14.11.2003, BGBl. I, S. 2190.

lung zur Ausnahme von der Beschlagnahme aufrechtzuerhalten.[147] Der Beschlagnahmeschutz für personenbezogene Patientendaten im Gewahrsam des Krankenhauses ergibt sich somit ebenso wie für personenbezogene Patientendaten, die sich im Gewahrsam eines Dienstleisters befinden, aus § 97 Abs. 3 StPO.[148]

Hinsichtlich der Zulässigkeit eines Einsatzes digitaler Verfahren im Bereich der Dokumentation und Archivierung vgl. die Ausführungen in Teil D, Kap. III.

- **Kenntnisnahme der Akteninhalte für Dienstleister möglich**

Wesentlich problematischer ist die datenschutzrechtliche Situation, wenn dem externen Dienstleister eine Einsichtnahme in die Patientenunterlagen ermöglicht wird. Für ein solches Vorgehen müsste entweder eine gesetzliche Grundlage vorliegen, die dies legitimiert, was nicht der Fall ist, oder aber es bedarf einer ausdrücklichen Einwilligung des Patienten. Das Einholen einer ausdrücklichen Einwilligung eines jeden Patienten in die Weiterleitung seiner Krankenunterlagen zum Zwecke der externen Archivierung ist jedoch kaum praktikabel und teilweise sogar unmöglich, wenn es sich z.B. um bereits vorhandene Patientenakten abgeschlossener Behandlungsfälle handelt und diese so weit zurückliegen, dass die betroffenen Patienten möglicherweise bereits verstorben sind.

Da eine gesetzliche Grundlage, die die Datenübermittlung legitimiert, nicht existiert und sofern keine Einwilligung jedes einzelnen Patienten eingeholt werden kann oder soll, kann auf die sog. **Auftragsverarbeitung**[149] zurückgegriffen werden. Die Auftragsverarbeitung charakterisiert sich (im Gegensatz zur Datenübermittlung) dadurch, dass sich eine verantwortliche Stelle (Krankenhaus als „Verantwortlicher" im Sinne der DS-GVO[150]) z.B. eines Dienstleistungsunternehmens („Auftragsverarbeiters") bedient, das unter engen Vorgaben weisungsgebunden, d.h. in völliger Weisungsabhängigkeit, mit den Daten umgeht. Das Dienstleistungsunternehmen fungiert als sog. „verlängerter Arm" oder als ausgelagerte Abteilung der weiterhin verantwortlichen Stelle, die als „Herrin der Daten" die volle Verfügungsgewalt behält und damit auch allein über die Erhebung, Verarbeitung oder Nutzung bestimmt.[151] Bedient sich also ein Krankenhaus im Rahmen einer Auftragsverarbeitung eines Dienstleistungsunternehmens, ist dieses externe Unternehmen nicht als „Dritter" zu qualifizieren, sondern quasi als externe Abteilung des Krankenhauses. Das Krankenhaus und das beauftragte Dienstleistungsunternehmen werden als eine Einheit

---

[147] BT Drs 18/12940 vom 27.06.2017, Beschlussempfehlung und Bericht des Ausschusses für Recht und Verbraucherschutz (6. Ausschuss) zu dem Gesetzentwurf der Bundesregierung – Drucksache 18/11936 –, Zu Artikel 2 Nummer 4 (§ 97 StPO-E), Zu Buchstabe a, S. 11, 12

[148] Vgl. hierzu ausführlich auch Hauser/Haag, Datenschutz im Krankenhaus, 5. Auflage 2019, Kap. VIII.5.2.2.2, S. 448 ff.

[149] Vgl. zum Thema „Auftragsverarbeitung" ausführlich Hauser/Haag, Datenschutz im Krankenhaus, 5. Auflage 2019, Kap. VIII.2.2, S. 404 ff.

[150] EU-Datenschutz-Grundverordnung (DS-GVO), ABl. 2016 L 119, 1 ff., die am 24.05.2016 in Kraft getreten ist und seit dem 25.05.2018 in Deutschland unmittelbare Geltung entfaltet

[151] Vgl. zu Vorstehendem: Gola/Schomerus, Kommentar zum BDSG, § 11 Rn. 3

betrachtet. Dies hat zur Folge, dass der Datentransfer zwischen Krankenhaus und Dienstleistungsunternehmen nicht als Datenübermittlung verstanden wird.[152]

Es bedarf also weder einer gesetzlichen Befugnisnorm im eigentlichen Sinne, die eine Datenübermittlung legitimiert, noch einer Einwilligung des Patienten, allerdings sind die sehr **hohen Anforderungen**, die an eine Auftragsverarbeitung gestellt werden, einzuhalten.

Die maßgeblichen Regelungen zur Auftragsverarbeitung finden sich seit Geltungsbeginn der DS-GVO[153] in **Art. 28 DS-GVO**. Ergänzende Ausführungen können dem **Erwägungsgrund 81** entnommen werden. Diese Regelungen sind auf Bundesebene abschließend und enthalten die inhaltlichen Mindestanforderungen, die im Rahmen eines Auftragsverarbeitungsvertrages geregelt werden müssen.[154]

Um den neuen Anforderungen gerecht zu werden und um die bestehenden Verträge auf Anpassungsbedarf hin überprüfen zu können, haben fünf Verbände[155] aus dem Gesundheitswesen gemeinsam Umsetzungsempfehlungen erarbeitet. Es handelt sich hierbei um einen kommentierten *„Muster-Auftragsverarbeitungs-Vertrag für das Gesundheitswesen"[156]* sowie ein Hinweis-Papier zum *„Umgang mit Altverträgen bzgl. Auftragsverarbeitung („ADV-Verträge")"*.[157] Die Ausarbeitungen sind im Internet abrufbar.

6. Umgang mit Patientenakten im Falle der Schließung

Bei der Schließung eines Krankenhauses werden gesetzlich vorgesehene Aufbewahrungsfristen für Patientenunterlagen nicht vorzeitig beendet, so dass die vorgesehenen Aufbewahrungspflichten fortbestehen. Es muss daher für eine datenschutzgerechte Aufbewahrung verbleibender Patientenunterlagen Sorge getragen werden.

Im Falle der Schließung eines Krankenhauses werden die gesetzlich vorgesehenen Aufbewahrungsfristen für Patientenunterlagen nicht vorzeitig beendet, so dass die sich daraus ergebenden Aufbewahrungspflichten fortbestehen. Auch die generelle Empfehlung, Patientenunterlagen für einen Zeitraum von 30 Jahren aufzubewahren, wird durch die Schließung eines Krankenhauses nicht hinfällig. Ein Krankenhausträger muss sich gegebenenfalls auch nach der Einstellung des Krankenhausbetriebes

---

152 Gola/Schomerus, Kommentar zum BDSG, § 11 BDSG, Rn. 4

153 EU-Datenschutz-Grundverordnung (DS-GVO), ABl. 2016 L 119, 1 ff., die am 24.05.2016 in Kraft getreten ist und seit dem 25.05.2018 in Deutschland unmittelbare Geltung entfaltet

154 Vgl. hierzu ausführlich auch Hauser/Haag, Datenschutz im Krankenhaus, 5. Auflage 2019, Kap. VIII.2.2.3, S. 411 ff.

155 Berufsverband der Datenschutzbeauftragten Deutschlands (BvD), Bundesverband Gesundheits-IT (bvitg), Deutsche Gesellschaft für Medizinische Informatik, Biometrie und Epidemiologie (GMDS), Deutsche Krankenhausgesellschaft (DKG) und Gesellschaft für Datenschutz und Datensicherheit (GDD)

156 http://ds-gvo.gesundheitsdatenschutz.org/html/adv-vertrag.php

157 http://ds-gvo.gesundheitsdatenschutz.org/html/adv_altvertraege.php

gegen etwaige Schadensersatzansprüche verteidigen, sofern er unabhängig von der Schließung weiterhin existiert. Im Falle der Schließung eines Krankenhauses bei gleichzeitigem Untergang des Trägers sind grundsätzlich deliktische Ansprüche ehemaliger Patienten gegen behandelnde Ärzte denkbar.

a) Dauer der Aufbewahrung

Da die gesetzlichen Aufbewahrungsfristen fortbestehen, sind diese auch nach der Einstellung des Krankenhausbetriebes für die Dauer der Aufbewahrung maßgeblich. Ob eine generelle Aufbewahrungsdauer von 30 Jahren abseits der zu beachtenden gesetzlichen Aufbewahrungsfristen auch nach Einstellung des Krankenhausbetriebes möglich ist, muss im Einzelfall entschieden werden. Krankenhäusern ist es auch im laufenden Krankenhausbetrieb möglich, von dieser Empfehlung abzuweichen und sich unter Beachtung der gesetzlichen Vorgaben zu einer kürzeren Aufbewahrungsdauer zu entschließen.[158] Es handelt sich hierbei um eine Entscheidung, die im Rahmen des Risikomanagements unter Abwägung aller Umstände getroffen werden sollte. Sowohl bei der Vernichtung von Krankenunterlagen, als auch bei der weiteren Aufbewahrung verbleibender Krankenunterlagen müssen die entsprechenden datenschutzrechtlichen Vorgaben eingehalten werden.

b) Zuständigkeit für die Aufbewahrung

Bezüglich der Zuständigkeit für die Aufbewahrung verbleibender Patientenunterlagen sind folgende Sachverhaltskonstellationen zu unterscheiden:

- Ein Krankenhaus wird aufgelöst und von einem anderen Krankenhaus in seinem Personal- und Sachmittelbestand übernommen oder von einem neuen Träger weitergeführt. In diesem Fall tritt eine Rechtsnachfolge ein, so dass die vorhandenen Krankenunterlagen vom Rechtsnachfolger aufzubewahren sein dürften.

- Der Betrieb eines Krankenhauses wird eingestellt. Der Träger, z.B. eine Stadt, bleibt jedoch bestehen. In diesen Fällen dürfte es dem Träger obliegen, die verbleibenden Krankenunterlagen weiter aufzubewahren.

- Mit Einstellung des Krankenhausbetriebes geht auch der Krankenhausträger unter. Eine Rechtsnachfolge findet nicht statt. Dies dürfte die eigentlich problematische Sachverhaltsgestaltung sein.

In Fällen fehlender Rechtsnachfolge bei gleichzeitigem Trägeruntergang könnte eine mögliche Verfahrensweise darin bestehen, rechtzeitig vor der Schließung des Krankenhauses mit den für die Gesundheitsaufsicht zuständigen Stellen Kontakt aufzunehmen, um die Problematik der weiteren Aufbewahrung der Krankenunterlagen in Zusammenarbeit mit den Aufsicht führenden Stellen zu lösen. Dies ist teilweise sogar explizit vorgeschrieben: Gemäß § 85 Abs. 2 Satz 2 StrlSchG[159] kann die zuständige Behörde verlangen, dass im Falle der Praxisaufgabe oder sonstigen Ein-

---

[158] Vgl. hierzu die Ausführungen unter Teil D, Kap. II, 4b

[159] Strahlenschutzgesetz (StrlSchG) vom 27.06.2017, BGBl. I, S. 1966, zuletzt geändert durch Artikel 2 des Gesetzes vom 27.06.2017, BGBl. I, S. 1966

stellung des Betriebes die Aufzeichnungen sowie die Röntgenbilder, die digitalen Bilddaten und die sonstigen Untersuchungsdaten unverzüglich bei einer von ihr bestimmten Stelle zu hinterlegen sind; dabei ist durch geeignete Maßnahmen sicherzustellen, dass die Wahrung des Patientengeheimnisses durch die bestimmte Stelle gewährleistet ist. Ferner gibt es z.b. in Berlin (§ 41 Berliner Krankenhaus-Verordnung)[160] die Regelung, dass bei Schließung eines Krankenhauses die weitere Aufbewahrung des Bestandes an Patientendokumentationen vom Krankenhausträger im Einvernehmen mit dem zuständigen Bezirksamt so geregelt wird, dass Unbefugte nicht Einsicht nehmen können.

c) Form der Aufbewahrung

Hinsichtlich der Form der Aufbewahrung dürfte mangels weitergehender gesetzlicher Vorgaben auch eine externe Archivierung durch ein Dienstleistungsunternehmen möglich sein, wobei die gleichen Grundsätze wie beim laufenden Krankenhausbetrieb zu beachten sind. Die Möglichkeit der externen Archivierung durch ein Dienstleistungsunternehmen ist beispielsweise in Mecklenburg-Vorpommern explizit im Landeskrankenhausgesetz vorgesehen. Gemäß § 38 Abs. 4 LKHG M-V[161] gelten, wenn ein Auftragnehmer nach einer Betriebseinstellung eines Krankenhauses den gesamten Bestand der Patientendaten übernimmt, für diesen als verantwortliche Stelle hinsichtlich der Verarbeitung dieser Daten die Vorschriften des Landeskrankenhausgesetzes. Bei der Übernahme des Auftrages ist vertraglich sicherzustellen, dass Patienten für die Dauer von zehn Jahren nach Abschluss der Behandlung oder Untersuchung auf Verlangen in gleicher Weise wie bisher beim Krankenhaus Auskunft und Einsicht erhalten.

d) Sonderfall der Insolvenz

Auch im Falle der Insolvenz eines Krankenhauses bei gleichzeitigem Untergang des Trägers sind grundsätzlich deliktische Ansprüche gegen behandelnde Ärzte denkbar. Darüber hinaus werden die gesetzlich vorgesehenen Aufbewahrungsfristen für Patientenunterlagen auch im Falle der Insolvenz eines Krankenhauses nicht unterbrochen, so dass die daraus resultierenden Aufbewahrungspflichten fortbestehen.

Die Pflicht zur Organisation der Aufbewahrung verbleibender Patientenunterlagen obliegt im Falle der Insolvenz allerdings dem jeweils bestellten Insolvenzverwalter. Dieser muss unter Abwägung aller Umstände eine Entscheidung darüber treffen, wie die Aufbewahrung erfolgen soll. Die Kosten für die Aufbewahrung sind aus der Insolvenzmasse zu finanzieren. Falls eine Finanzierung aus der Insolvenzmasse nicht möglich ist, bleibt auch hier nur die Kontaktaufnahme mit den für die Gesundheitsaufsicht zuständigen Stellen, um die Problematik der weiteren Aufbewahrung

---

[160] Berliner Krankenhaus-Verordnung (KhsVO) vom 30.08.2006, GVBl. Nr. 32, S. 907, zuletzt geändert durch Artikel 1 der Ersten ÄndVO vom 27.03.2017, GVBl. S. 284; außerdem abgedruckt in: Krankenhausrecht 2017/2018, Rechtsvorschriften der Länder, 7. Auflage 2017, DKVG mbH, Düsseldorf, und Kohlhammer Verlag, Stuttgart

[161] Das LKHG M-V wurde durch das Gesetz zur Änderung des Gesundheitsrechts und dessen Anpassung an die Verordnung (EU) 2016/679 vom 16.05.2018 novelliert, GS Meckl.-Vorp. 2018 Gl. Nr. 2121-12

der Krankenunterlagen in Zusammenarbeit mit den aufsichtführenden Stellen zu lösen.

Ob eine Aufbewahrungsdauer von 30 Jahren auch im Falle der Insolvenz eines Krankenhauses möglich ist, muss im Einzelfall entschieden werden. Krankenhäuser können von dieser Empfehlung auch im laufenden Krankenhausbetrieb abweichen und sich unter Beachtung der gesetzlichen Vorgaben zu einer kürzeren Aufbewahrungsdauer entschließen. Es handelt sich hierbei um eine Entscheidung, die im Rahmen des Risikomanagements unter Abwägung aller Umstände getroffen werden sollte. Auch im Falle der Insolvenz müssen sowohl bei der Vernichtung von Krankenunterlagen als auch bei der weiteren Aufbewahrung verbleibender Krankenunterlagen die entsprechenden datenschutzrechtlichen Vorgaben eingehalten werden. Für die Form der Aufbewahrung dürfte mangels weitergehender gesetzlicher Vorgaben ebenfalls eine externe Archivierung durch ein Dienstleistungsunternehmen in Betracht kommen, wobei die gleichen Grundsätze wie beim laufenden Krankenhausbetrieb zu beachten sind.[162]

---

[162] Vgl. zum Ganzen auch den 43. Tätigkeitsbericht 2014 des Hessischen Datenschutzbeauftragten, Punkt 3.1.1, S. 65 ff., abrufbar unter https://datenschutz.hessen.de/sites/datenschutz.hessen.de/files/content-downloads/2014_43_TB.pdf

III. Dokumentations- und Archivierungsformen (technische Durchführung der Aufbewahrung)

1. Digitale Dokumentation und Archivierung:

Aus Wirtschaftlichkeits- und Praktikabilitätsgründen sowie zunehmender technischer Entwicklung gehen Krankenhäuser immer mehr dazu über, anstatt der konventionellen Methode der Aufbewahrung in Papierform digitale Dokumentations- und Archivierungsverfahren anzuwenden. Rein rechtlich wird dem Krankenhausträger lediglich die Vorgabe gemacht, überhaupt eine hinreichende Dokumentation und anschließende Archivierung des Behandlungsverlaufs vorzunehmen (vgl. Teil A, Kap. III, Teil D, Kap. II.1.). In welcher Weise dies zu geschehen hat, wird nicht umfassend geregelt. Der Krankenhausträger muss jedoch ein Verfahren wählen, welches eine Reproduzierbarkeit der Unterlagen innerhalb der gesetzlichen oder auf dem Verordnungsweg bestimmten Aufbewahrungsfristen (vgl. hierzu Teil D, Kap. II.4.) gewährleistet. Die ausschließliche digitale Dokumentation und Archivierung ist damit grundsätzlich als rechtlich zulässig anzusehen. Die folgenden Hinweise sollen als Orientierungshilfe in Bezug auf den Beweiswert elektronischer Dokumente und die einzuhaltenden datenschutzrechtlichen Vorgaben bei der Verwendung digitaler Verfahren dienen und die wichtigsten Problemfelder aufzeigen.

a) Beweiswert elektronischer Dokumente

Von zentraler Bedeutung bei der Dokumentation und anschließenden Archivierung ist die Beweiskraft der dokumentierten und archivierten Patientenunterlagen. Es stellt sich somit insbesondere bei der Anwendung digitaler Dokumentations- und Archivierungsverfahren die Frage nach dem Beweiswert elektronischer Dokumente.

• Beweiswert von im Original aufbewahrten Papierdokumenten

Im Original aufbewahrte Patientenunterlagen unterliegen als Beweismittel den Besonderheiten des **Urkundsbeweises**, wenn sie mit einer handschriftlichen Unterschrift versehen sind. Gem. § 416 der Zivilprozessordnung (ZPO) begründen Privaturkunden den vollen Beweis dafür, dass die in ihnen enthaltenen Erklärungen vom Aussteller abgegeben worden sind. Gemäß § 286 Abs. 2 ZPO ist das Gericht in einem Zivilprozess an diese gesetzliche Beweisregel gebunden. Die Urkunde ist daher grundsätzlich als sehr sicheres Beweismittel anzusehen.

• Beweiswert elektronischer Dokumente, die mit einer qualifizierten elektronischen Signatur versehen sind

Ein elektronisches Dokument hingegen ist nicht als Urkunde anzusehen, da es nicht in verkörperter Form vorliegt und nicht ohne technische Hilfsmittel lesbar ist.[163] Es

---

[163] Roßnagel/Wilke, NJW 2006, 2145 ff.

unterliegt gem. § 371 Abs. 1 Satz 2 ZPO den Besonderheiten des Beweises durch Augenschein. Für den Beweis durch Augenschein gilt der Grundsatz der **freien Beweiswürdigung** durch den Richter (§ 286 ZPO). Dies bedeutet, dass das erkennende Gericht im Streitfall nicht an den Inhalt des elektronischen Dokuments gebunden ist. Sofern der Richter im Prozess nach freier Überzeugung und unter Berücksichtigung aller Umstände nicht von der Fälschungssicherheit des Dokuments überzeugt ist, kann er es im Rahmen seiner Beweiswürdigung ablehnen, den Inhalt des Dokuments zur Grundlage seiner Entscheidung zu machen. Der Beweiswert elektronischer Dokumente hängt somit in erster Linie von der jeweiligen Einschätzung des Richters ab und ist insofern mit größeren Beweisrisiken verbunden.[164]

Dies gilt allerdings nicht für elektronische Dokumente, die mit einer **qualifizierten elektronischen Signatur** ausgestattet sind. Gem. § 371a Abs. 1 ZPO[165] finden auf private elektronische Dokumente, die mit einer qualifizierten elektronischen Signatur versehen sind, die Vorschriften über die Beweiskraft privater Urkunden entsprechende Anwendung. Darüber hinaus ist ein Anscheinsbeweis für die Echtheit von Erklärungen vorgesehen, die in elektronischer Form vorliegen, sofern sie eine qualifizierte elektronische Signatur aufweisen.[166] Im Übrigen kann die gesetzlich vorgeschriebene Schriftform gem. §§ 126 Abs. 3, 126a BGB[167] durch die elektronische Form ersetzt werden, wenn der Aussteller der Erklärung seinen Namen hinzufügt und das elektronische Dokument mit einer qualifizierten elektronischen Signatur versieht.

Dadurch hat der Gesetzgeber die qualifizierte elektronische Signatur der eigenhändigen Unterschrift gleichgestellt. Entsprechend signierte elektronische Dokumente haben darüber hinaus im Prozess denselben Beweiswert wie die im Original aufbewahrten Patientenunterlagen.

Mithilfe elektronischer Signaturen kann der Empfänger einer Nachricht grundsätzlich überprüfen, ob das signierte Dokument vom angeblichen Absender stammt (Identitätsprüfung) und es nach erfolgter Signatur nicht mehr verändert wurde (Integritäts- und Authentizitätsprüfung). Qualifizierte Signaturen beruhen auf einem zum Zeitpunkt ihrer Erzeugung gültigen qualifizierten Zertifikat, das bestimmte Vorausset-

---

[164] Vgl. hierzu aber beispielsweise OLG Hamm, Urteil vom 26.01.2005 – 3 U 161/04 = VersR 2006, 842: Obwohl das vom Arzt verwendete EDV-Proramm in diesem Fall nicht gegen nachträgliche Veränderungen gesichert war, wurde der Beweiswert anerkannt; so auch OLG Naumburg, Urteil vom 26.01.2012 – 1 U 45/11, GesR 2012, 762; so auch OLG Brandenburg, Beschluss vom 29.08.2017, 12 U 138/16 = GesR 2018, S. 509, das den Beweiswert einer digitalisierten Patientenakte ebenfalls anerkannte; vgl. aber auch OLG Oldenburg, Urteil vom 23.07.2008 – 5 U 28/08 = MedR 2011, 163: Hier kam der ärztlichen EDV-Dokumentation kein voller Beweiswert zu, weil sie nachträglich inhaltlich verändert wurde.

[165] Neu in die ZPO eingefügt durch das Justizkommunikationsgesetz (JKomG) vom 22.03.2005, BGBl. I S. 837

[166] Vgl. hierzu auch Roßnagel/Fischer-Dieskau, NJW 2006, 806 ff.; Roßnagel/Schmücker (Hrsg.), Beweiskräftige elektronische Archivierung, Bieten elektronische Signaturen Rechtssicherheit?, 2006, S. 22 f.

[167] Neuregelung durch das am 01.08.2001 in Kraft getretene Gesetz zur Anpassung der Formvorschriften des Privatrechts an den modernen Rechtsgeschäftsverkehr (FormVAnpG), BGBl. I S. 1542

zungen erfüllt und von qualifizierten Vertrauensdiensteanbietern ausgestellt wird, die ihrerseits bestimmte Voraussetzungen erfüllen müssen.[168]

- **Beweiswert gescannter Dokumente**

Die Anwendung der qualifizierten elektronischen Signatur hat sich jedoch bislang in der Praxis noch nicht flächendeckend durchgesetzt. Stattdessen gehen Krankenhäuser angesichts überquellender Archive mehr und mehr dazu über, die im Krankenhaus (neu) anfallende Dokumentation digital herzustellen und die bereits vorhandene Papierdokumentation im Archiv einzuscannen oder durch andere Verfahren in digitale Textdokumente umzuwandeln. Auf diese Weise können auch von außen eingehende Papierdokumente der digitalen Dokumentation bzw. dem digitalen Archiv hinzugefügt werden. Ziel dieser Transformation ist, die Originale in Papierform entbehrlich zu machen und vernichten zu können.[169]

Der **Beweiswert** derartiger **gescannter Dokumente** ist jedoch nach der derzeitigen Gesetzeslage nicht mit dem Beweiswert von Papierurkunden vergleichbar. Die Reproduktion eines gescannten Dokuments selbst ist nicht als Urkunde anzusehen, da es sich hierbei nicht um das Originaldokument handelt. Aber auch die Beweiserleichterung des § 371a ZPO dürfte in der Regel nicht zur Anwendung kommen, da sie nur für qualifiziert signierte elektronische Dokumente gilt. Selbst wenn das gescannte Dokument nach der Transformation mit einer qualifizierten elektronischen Signatur versehen wird, ist damit nur die künftige Integrität des Dokuments gesichert. Auch eine qualifiziert signierte Erklärung der scannenden Stelle, dass Ausgangs- und Zieldokument übereinstimmen, sichert lediglich diese Erklärung, nicht aber die Integrität der im Ausgangsdokument enthaltenen Erklärung.[170]

Gescannte Dokumente haben somit grundsätzlich nicht den gleichen Beweiswert wie die im Original vorhandenen Papierdokumente und unterliegen der freien Beweiswürdigung gem. § 286 Abs. 1 ZPO.[171]

- **Fazit**

Nach der derzeitigen Gesetzeslage sind allein qualifiziert signierte elektronische Dokumente dem Beweiswert von originalen Papierdokumenten gleichgestellt. Andere digitale Dokumentations- und Archivierungsverfahren – wie z.B. das Scannen von Dokumenten – sind zwar auch umsetzbar, jedoch vom Beweiswert her mit größeren Risiken verbunden, da gescannte Dokumente in einem Prozess der freien Beweiswürdigung unterliegen. Der Beweiswert kann jedoch beispielsweise dadurch erhöht

---

[168] Vgl. hierzu ausführlich das Gesetz zur Durchführung der Verordnung (EU) Nr. 910/2014 des Europäischen Parlaments und des Rates vom 23.07.2014 über elektronische Identifizierung und Vertrauensdienste für elektronische Transaktionen im Binnenmarkt und zur Aufhebung der Richtlinie 1999/93/EG (eIDAS-Durchführungsgesetz) vom 18.07.2017, BGBl. I, S. 2745

[169] Roßnagel/Wilke, NJW 2006, 2145 ff.

[170] Roßnagel/Wilke, NJW 2006, 2145 ff.

[171] Roßnagel/Wilke, NJW 2006, 2145 ff.

werden, dass für das Scannen der Dokumente ein Unternehmen ausgewählt wird, das hierzu ein geprüftes und zertifiziertes Verfahren anwendet, um zu garantieren, dass nach dem Vorgang des Scannens Ausgangs- und Zieldokument inhaltlich übereinstimmen.

Es bleibt abzuwarten, inwieweit der Gesetzgeber in Zukunft weitere Regelungen zum Beweiswert elektronischer Dokumente trifft, die sich an den Bedürfnissen der Praxis orientieren und beispielsweise die Beweiserleichterungen des § 371a ZPO auch für gescannte Dokumente, die in einem geprüften und zertifizierten System hergestellt worden sind, vorsehen. Bislang enthält einzig der 2013 neu eingeführte § 371b ZPO eine spezifische Beweisregelung für gescannte Dokumente. Diese Vorschrift gilt jedoch nur für öffentliche Urkunden, die durch eine öffentliche Stelle in ein elektronisches Dokument übertragen wurden.[172] Bis zum Ergehen weiterer gesetzlicher Regelungen unterliegt die Verwendung derartiger elektronischer Dokumentations- und Archivierungsverfahren somit aus rechtlicher Sicht im Hinblick auf den Beweiswert ausschließlich der Risikoabwägung des einzelnen Krankenhausträgers.

b) Datenschutzrechtliche Vorgaben bei der elektronischen Dokumentation und Archivierung

Bei der Einrichtung und Anwendung digitaler Dokumentations- und Archivierungsverfahren sind darüber hinaus **datenschutzrechtliche Vorgaben** zu beachten. Auch bei der bloßen „internen" Datenverarbeitung muss berücksichtigt werden, dass der Datenschutz nicht krankenhaus-, sondern personenbezogen gilt. Es muss daher darauf geachtet werden, dass nicht ohne weiteres jeder Mitarbeiter im Krankenhaus (ärztliche/nicht ärztliche Mitarbeiter oder die Krankenhausverwaltung) jederzeit freien Zugriff auf sämtliche Patientendaten besitzt. Das Krankenhaus muss sicherstellen, dass ein Zugriff nur in dem Umfang erfolgen kann, wie dies zur Erfüllung der jeweiligen Aufgaben des Mitarbeiters erforderlich ist.[173]

• Zugriffs-, Sperr- und Löschkonzeption

Zur Einhaltung dieser datenschutzrechtlichen Vorgaben muss das Krankenhaus bei der Anwendung digitaler Dokumentations- und Archivierungsverfahren die erforderlichen Sicherungs- und Schutzmaßnahmen ergreifen. Dies hat unter anderem dadurch zu erfolgen, dass im Rahmen einer **Zugriffs-, Sperr- und Löschkonzeption** geregelt wird, welchen Mitarbeitern welche Zugriffsrechte auf welche gespeicherten Daten eingeräumt werden und wann welche Daten zu sperren bzw. zu löschen sind.

---

[172] Roßnagel/Nebel, NJW 2014, 886 ff.

[173] Vgl. auch Roßnagel/Schmücker (Hrsg.), Beweiskräftige elektronische Archivierung, Bieten elektronische Signaturen Rechtssicherheit?, 2006, S. 24 f.

- **Orientierungshilfe Krankenhausinformationssysteme**

Die Datenschutzbeauftragten des Bundes und der Länder haben diese Thematik gemeinsam aufgegriffen und eine **„Orientierungshilfe Krankenhausinformationssysteme"** erstellt, die im März 2011 verabschiedet worden ist. Diese enthält Vorgaben zur datenschutzgerechten Ausgestaltung von Krankenhausinformationssystemen und soll Krankenhäusern hierbei eine Orientierung bieten. Die „Orientierungshilfe Krankenhausinformationssysteme" liegt seit März 2014 in der zweiten, überarbeiteten Fassung vor.[174]

Teil I der Orientierungshilfe beinhaltet rechtliche Rahmenbedingungen für den Einsatz von Krankenhausinformationssystemen und konkretisiert damit die Anforderungen, die sich aus den geltenden datenschutzrechtlichen Regelungen sowie den Vorgaben zur ärztlichen Schweigepflicht für den Krankenhausbetrieb und den Einsatz von Informationssystemen in Krankenhäusern ergeben.[175]

Teil II der Orientierungshilfe enthält die technischen Anforderungen an die Gestaltung und den Betrieb von Krankenhausinformationssystemen. Dort werden Maßnahmen zur technischen Umsetzung der datenschutzrechtlichen Vorgaben beschrieben.[176]

Die Datenschutzbeauftragten des Bundes und der Länder haben zwar betont, dass es sich bei der „Orientierungshilfe" um eine Empfehlung handele, die lediglich die bestehenden rechtlichen Vorgaben konkretisiere. Das vorliegende Dokument werde aber unter Berücksichtigung der landesrechtlichen Bestimmungen den **Maßstab bei der künftigen Bewertung** konkreter Verfahren im Rahmen der Kontroll- und Beratungstätigkeit der Datenschutzbeauftragten bilden. Würden Defizite im Vergleich zu den dargelegten Maßstäben festgestellt, sei es Aufgabe der Datenschutzbeauftragten, notwendige Maßnahmen mit den Krankenhäusern unter Wahrung der Patientensicherheit in einem geordneten Prozess zu klären.

Den Datenschutzbeauftragten ist jedoch gleichzeitig bewusst, dass die derzeit auf dem Markt angebotenen technischen Lösungen der Hersteller von Krankenhausinformationssystemen hinter den in der Orientierungshilfe dargelegten Anforderungen zurückbleiben. Mit Blick auf die Erfordernisse bei Softwareentwicklung und Qualitätssicherung gehen die Datenschutzbeauftragten daher von der Notwendigkeit einer **angemessenen Übergangsfrist** bei der Umsetzung der Orientierungshilfe aus. Soweit die Anforderungen jedoch mittels vorhandener Informationstechnik umgesetzt werden können, soll die Orientierungshilfe bereits jetzt herangezogen werden.

---

[174]   Die vollständige Orientierungshilfe Krankenhausinformationssysteme ist im Internet abrufbar unter https://www.datenschutz-bayern.de/technik/orient/oh-kis.pdf

[175]   Teil I der Orientierungshilfe ist im Anhang abgedruckt; vgl. Teil E, Anhang IV

[176]   Die vollständige Orientierungshilfe inklusive der technischen Anforderungen ist im Internet abrufbar unter https://www.datenschutz-bayern.de/technik/orient/oh-kis.pdf; Hinweise und Musterkonzepte der Deutschen Krankenhausgesellschaft für die Umsetzung der technischen Anforderungen der Orientierungshilfe Krankenhausinformationssysteme finden sich unter https://www.dkgev.de/fileadmin/default/Mediapool/ 2_Themen/2.1_Digitalisierung_Daten/2.1.7._Datenschutz_und_aerztliche_Schweigepflicht/2014-03-31_ 130_Hinweise_und_Musterkonzepte_technischer_Datenschutz_Ueberarbeitung.pdf

Welche Auswirkungen die DS-GVO[177] auf die in der Orientierungshilfe enthaltenen Vorgaben haben wird, kann derzeit noch nicht mit abschließender Sicherheit beantwortet werden.[178] Deutlich geworden ist bislang auch in anderen Zusammenhängen lediglich, dass die Aufsichtsbehörden auch nach dem Geltungsbeginn der DS-GVO an den Empfehlungen der Orientierungshilfe festhalten wollen und diese aus ihrer Sicht nach wie vor Geltung beanspruchen. Dazu wäre es aber im Grunde erforderlich, die Vorgaben der Orientierungshilfe im Hinblick auf die in der DS-GVO enthaltenen Vorgaben zu überprüfen und daraufhin gegebenenfalls entsprechende Anpassungen in der Orientierungshilfe vorzunehmen. Im Falle von Widersprüchen zwischen DS-GVO und Orientierungshilfe haben die Vorgaben der DS-GVO Vorrang, da Ausnahmen von den Vorgaben der DS-GVO gemäß Art. 9 Abs. 4 DS-GVO nur aufgrund von Rechtsvorschriften der Mitgliedstaaten möglich sind. Bei der Orientierungshilfe handelt es sich jedoch lediglich um Empfehlungen der Aufsichtsbehörden. Insgesamt ist davon auszugehen, dass die Aufsichtsbehörden die in der DS-GVO und der Orientierungshilfe enthaltenen Vorgaben parallel anwenden werden, so dass Krankenhäusern derzeit nicht empfohlen werden kann, die Vorgaben der Orientierungshilfe außer Acht zu lassen.

Bei der Erstellung der Orientierungshilfe hatte die Krankenhausseite Gelegenheit zur Stellungnahme. Aus Sicht der Krankenhäuser wurde kritisch angemerkt, dass die Orientierungshilfe teilweise äußerst hohe Anforderungen enthält, die mit dem Krankenhausalltag nur schwer vereinbar sind. Die DKG hat Gespräche mit den Datenschutzbeauftragten über die Vorgaben geführt, um Streitpunkte auszuräumen und dazu beizutragen, dass vor Ort bei der Umsetzung sachgerechte Lösungen gefunden werden können. Dabei konnten einige Kritikpunkte aufgrund von Erläuterungen der Datenschutzbeauftragten relativiert und Annäherungen erzielt werden. Teilweise sind aber auch Streitpunkte bestehen geblieben. Einige dieser Streitpunkte sind inzwischen in der zweiten Fassung der Orientierungshilfe Krankenhausinformationssysteme überarbeitet worden. So wurden beispielsweise die in der Vorauflage enthaltenen strengen Vorgaben für den Zugriff auf im Krankenhaus vorhandene Vorbehandlungsdaten eines Patienten wesentlich entschärft.[179]

Die Inhalte von Teil I der Orientierungshilfe („Rechtliche Rahmenbedingungen für den Einsatz von Krankenhausinformationssystemen") sind im **Anhang** abgedruckt.[180] Die Gesprächsergebnisse sind direkt in Teil I der Orientierungshilfe eingearbeitet. Die Anmerkungen sind jeweils grau unterlegt und inzwischen an die zweite,

---

[177] Verordnung (EU) 2016/679 des Europäischen Parlaments und des Rates vom 27.04.2016 zum Schutz natürlicher Personen bei der Verarbeitung personenbezogener Daten, zum freien Datenverkehr und zur Aufhebung der Richtlinie 95/46/EG (EU-Datenschutz-Grundverordnung – DS-GVO), ABl. 2016 L 119, 1 ff.

[178] Vgl. hierzu ausführlich auch Hauser/Haag, Datenschutz im Krankenhaus, 5. Auflage 2019, Kap. XI.2.2.2.2, S. 546 ff.

[179] Nähere Ausführungen dazu finden sich in den Anmerkungen der DKG zu Ziffer 8 in Teil I der Orientierungshilfe; vgl. Teil E, Anhang IV

[180] Vgl. Teil E, Anhang IV; in Teil E, Anhang V ist zudem ein „Szenarienkatalog der Datenschutzbeauftragten zum Datenaustausch stationärer und ambulanter Leistungserbringer" abgedruckt, auf den in Ziffer 33 der Orientierungshilfe hingewiesen wird.

überarbeitete Fassung der Orientierungshilfe Krankenhausinformationssysteme angepasst worden.[181]

Die Umsetzbarkeit der Orientierungshilfe hängt im Ergebnis auch entscheidend davon ab, welche **technischen Lösungen** hierfür zur Verfügung stehen. Die DKG hat Hinweise und Musterkonzepte für die Umsetzung der technischen Anforderungen der Orientierungshilfe Krankenhausinformationssysteme erarbeitet, die ebenfalls in der zweiten, überarbeiteten Fassung vorliegen.[182] Über Lösungen für die technische Umsetzung der Anforderungen finden weiterhin Gespräche zwischen den Herstellern von Krankenhausinformationssystemen und den Datenschutzbeauftragten statt. In den Umsetzungsprozess ist auch die Krankenhausseite einbezogen.

2. Digitale Archivierung von Röntgen- und sonstigen Bildern

Auch bei **Röntgenbildern** und sonstigen Bildern, die im Zusammenhang mit der Krankenbehandlung erstellt werden, stellt sich die Frage, inwieweit diese in elektronischer Form aufbewahrt werden können. Diesbezügliche gesetzliche Vorgaben finden sich im Strahlenschutzgesetz (StrlSchG)[183] und der Strahlenschutzverordnung (StrlSchV).[184]

Gemäß § 85 Abs. 2 StrlSchG hat der Strahlenschutzbeauftragte die Aufzeichnungen gemäß § 85 Abs. 1 StrlSchG sowie Röntgenbilder, digitale Bilddaten und sonstige Untersuchungsdaten aufzubewahren. Gemäß § 127 Abs. 1 StrlSchV hat der Strahlenschutzverantwortliche dafür zu sorgen, dass die Aufzeichnungen nach § 85 Abs. 1 Satz 1 StrlSchG, Röntgenbilder, digitale Bilddaten und sonstige Untersuchungsdaten so aufbewahrt werden, dass während der Dauer der Aufbewahrungsfrist sichergestellt ist, dass

- sie jederzeit innerhalb angemessener Zeit verfügbar sind und bei elektronischer Aufbewahrung unmittelbar lesbar gemacht werden können und

- keine Informationsänderungen oder -verluste eintreten können.

Im Wesentlichen wird somit erwartet, dass die Originalinformationen über den gesamten Aufbewahrungszeitraum hinweg unverändert vorliegen und ein ausreichend schneller Zugriff auf die Daten erfolgen kann.

---

[181] Vgl. Teil E, Anhang IV; vgl. hierzu ausführlich auch Hauser/Haag, Datenschutz im Krankenhaus, 5. Auflage 2019, Kap. XI.2.2.2.2, S. 548 ff.

[182] Hinweise und Musterkonzepte der Deutschen Krankenhausgesellschaft für die Umsetzung der technischen Anforderungen der Orientierungshilfe Krankenhausinformationssysteme finden sich unter https://www.dkgev.de/fileadmin/default/Mediapool/2_Themen/2.1_Digitalisierung_Daten/2.1.7._Datenschutz_ und_aerztliche_Schweigepflicht/2014-03-31_130_Hinweise_und_Musterkonzepte_technischer_ Datenschutz_Ueberarbeitung.pdf

[183] Strahlenschutzgesetz vom 27.06.2017, BGBl. I, S. 1966, zuletzt geändert durch Artikel 2 des Gesetzes vom 27.06.2017, BGBl. I, S. 1966

[184] Strahlenschutzverordnung (StrlSchV), Artikel 1 der Verordnung zur weiteren Modernisierung des Strahlenschutzrechts vom 29.11.2018, BGBl. I, S. 2034

Gemäß § 127 Abs. 2 StrlSchV müssen bei einer elektronischen Archivierung in Bezug auf die Datenträger folgende Voraussetzungen erfüllt sein:

- Urheber, Entstehungsort und -zeitpunkt müssen eindeutig **erkennbar** sein,

- **nachträgliche Änderungen** oder Ergänzungen müssen als solche erkennbar sein und mit Angaben zu Urheber und Zeitpunkt der nachträglichen Änderungen oder Ergänzungen aufbewahrt werden,

- während der Dauer der Aufbewahrung muss die **Verknüpfung** der personenbezogenen Patientendaten mit dem erhobenen Befund, den Daten, die den Bilderzeugungsprozess beschreiben, den Bilddaten und den sonstigen Aufzeichnungen jederzeit hergestellt werden können.

Darüber hinaus hat der Strahlenschutzverantwortliche gemäß § 127 Abs. 3 Satz 1 StrlSchV dafür zu sorgen, dass bei der Aufbewahrung von Röntgenbildern, digitalen Bilddaten und sonstigen Untersuchungsdaten auf elektronischen Datenträgern sichergestellt ist, dass

- alle erhobenen Daten, die zur Befundung genutzt wurden oder die nach den Erfordernissen der medizinischen Wissenschaft zur Befundung, zur Verlaufsbeurteilung oder zur Vermeidung weiterer Expositionen erforderlich sind, aufbewahrt werden und

- Daten, die den Prozess der Erzeugung und Verarbeitung der Röntgenbilder, digitalen Bilddaten und sonstigen Untersuchungsdaten beschreiben, aufbewahrt werden, sofern sie dazu dienen, den Inhalt der in § 127 Abs. 3 Satz 1 Nr. 1 StrlSchV genannten Daten nachzuvollziehen.

Röntgenbilder können gemäß § 127 Abs. 3 Satz 2 StrlSchV bei der Aufbewahrung auf einem elektronischen Datenträger komprimiert werden, wenn sichergestellt ist, dass die diagnostische Aussagekraft erhalten bleibt.

Gemäß § 85 Abs. 3 Satz 1 Nr. 3 StrlSchG hat der Strahlenschutzverantwortliche einem weiter untersuchenden oder behandelnden Arzt oder Zahnarzt Auskünfte über die Aufzeichnungen zu erteilen und ihm die Aufzeichnungen sowie die Röntgenbilder, die digitalen Bilddaten und die sonstigen Untersuchungsdaten vorübergehend zu überlassen. Bei der Weitergabe sind geeignete Maßnahmen zur Einhaltung der ärztlichen Schweigepflicht zu treffen (§ 85 Abs. 3 Satz 2 StrlSchG). Der Strahlenschutzverantwortliche hat gemäß § 127 Abs. 4 StrlSchV bei der Weitergabe oder Übermittlung von Daten nach § 85 Abs. 3 StrlSchG darüber hinaus dafür zu sorgen, dass die Daten mit den Ursprungsdaten übereinstimmen und für den Adressaten lesbar sind. Die Röntgenbilder, digitalen Bilddaten und sonstigen Untersuchungsdaten müssen außerdem zur Befundung geeignet sein.

Auch sonstige Bilder (z.B. MRT), die im Zusammenhang mit der Krankenbehandlung erstellt werden, können – unabhängig von ihrer Herstellungsart – grundsätzlich digital archiviert werden. Mangels spezieller Vorschriften gelten für diese Bilder die in Teil D, Kap. III.1. dargestellten Grundsätze entsprechend.

3. Mikroverfilmung

Die Mikroverfilmung und anschließende Vernichtung der Originalunterlagen ist als Platz sparende Aufbewahrungsmöglichkeit seit langem bekannt. Die Unterlagen werden bei Einhaltung u.a. der folgenden Voraussetzungen von Gerichten als ausreichendes Beweismittel anerkannt:[185]

- Der für die Verfilmung Verantwortliche hat am Ende des Mikrofilms die ordnungsgemäße Verfilmung mit Datum und Unterschrift zu bestätigen;

- die Wiedergabe muss mit den Aufzeichnungen bildlich und/oder inhaltlich übereinstimmen;

- die Einsichtnahme Unbefugter muss verhindert sein;

- die verfilmten Unterlagen lassen sich jederzeit innerhalb angemessener Zeit lesbar machen, d.h. bei einer Rückverfilmung muss die Erkennbarkeit entsprechend dem Original gesichert sein;

- die verfilmten Unterlagen der Krankengeschichte können unter Beachtung der datenschutzrechtlichen Bestimmungen vernichtet werden, sofern nicht Einzelvorschriften eine bestimmte Aufbewahrungsdauer im Original vorschreiben;

- nicht verfilmbare Teile der Krankengeschichte werden im Original aufgehoben.

---

[185] Vgl. OLG Brandenburg, Beschluss vom 29.08.2017 – 12 U 138/16 = GesR 2018, 509

IV. Telefax und E-Mail

Erfolgt eine Kommunikation per Telefax oder E-Mail, gelten hinsichtlich der an die Dokumentation gestellten Anforderungen keine Besonderheiten. Maßgeblich ist allein, ob das Dokument, läge es in Schrift- bzw. in Papierform vor, normalerweise aufbewahrt werden würde. Ist dies zu bejahen, bedarf es auch der entsprechenden Dokumentation/Ablage des Telefaxes oder der E-Mail.

Werden in einem Krankenhaus **Papierakten** geführt, sind sämtliche dokumentationsrelevanten Unterlagen in der Papierakte zusammenzuführen. Dies gilt ebenso für empfangene und versendete Telefaxe und E-Mails. D.h. dass das versendete Telefax nebst Sendebericht sowie das empfangene Telefax zu der Akte zu nehmen sind. Entsprechendes gilt für versendete sowie empfangene E-Mails. Diese sind auszudrucken und zu der Akte zu nehmen.

Im Rahmen einer **digitalen Aktenführung** ist eine entsprechende elektronische Archivierung ausreichend. Eine empfangene E-Mail müsste also beispielsweise nicht ausgedruckt werden. Vielmehr sind originäre digitale Unterlagen auf maschinell verwertbaren Datenträgern sicher zu archivieren. Unter originären digitalen Unterlagen sind in das Datenverarbeitungssystem in elektronischer Form eingehende und die darin erzeugten Daten zu verstehen.

Bezüglich der Unveränderbarkeit und Reproduzierbarkeit elektronischer Dokumente innerhalb der gesetzlichen Aufbewahrungsfristen gelten die unter Teil D, Kap. III.1. dargestellten Grundsätze.

V. Einsichtnahmerecht des Patienten

1. Einsichtnahme

Der Patient besitzt grundsätzlich einen einklagbaren Anspruch auf Einsichtnahme in seine Krankenunterlagen.

Hinsichtlich des Anspruchs auf Auskunft gem. Art 15 DS-GVO / § 19 DSG-EKD / § 17 KDG sowie der Abgrenzung zu dem Recht auf Einsichtnahme vgl. die Ausführungen unter Teil D, Kap. V.3.

Gemäß § 630g Abs. 1 Satz 1 BGB ist dem Patienten auf Verlangen unverzüglich Einsicht in die vollständige, ihn betreffende Patientenakte zu gewähren, soweit der Einsichtnahme nicht erhebliche therapeutische Gründe oder sonstige erhebliche Rechte Dritter entgegenstehen.[186] Ein besonderes rechtliches Interesse muss der Patient hierfür nicht darlegen. Vielmehr ist die Ablehnung der Einsichtnahme gemäß § 630g Abs. 1 Satz 2 BGB zu begründen. Der Patient besitzt insofern in dem zuvor beschriebenen Umfang einen jederzeit einklagbaren Anspruch auf Einsichtnahme in seine Krankenunterlagen. Gemäß § 630g Abs. 1 Satz 3 BGB ist § 811 BGB entsprechend anzuwenden, so dass die Einsichtnahme an dem Ort zu erfolgen hat, an welchem sich die einzusehenden Unterlagen oder Dokumente befinden. Eine Einsichtnahme an einem anderen Ort kann der Patient nur im Falle eines „wichtigen Grundes" verlangen. Dies dürfte zum Beispiel bei einer nicht unerheblichen Erkrankung des Patienten oder aufgrund eines Umzuges des Behandelnden der Fall sein.[187]

Das Einsichtsrecht des Patienten ist jedoch nicht grenzenlos. Die Gesetzesbegründung zu § 630g BGB führt aus, dass der Behandelnde die Einsichtnahme partiell oder gar vollständig verweigern kann bzw. muss, wenn der Einsichtnahme nach Absatz 1 Satz 1 etwa erhebliche **therapeutische Gründe** entgegenstehen.[188] In diesen besonderen Einzelfällen sei es erforderlich, dass die zu berücksichtigenden Belange sorgfältig ermittelt und auf konkrete und substantiierte Anhaltspunkte gestützt werden könnten.[189] Ziel dieser Einschränkung sei der Schutz des Patienten vor In-

---

[186] § 630g BGB wurde eingeführt durch das Gesetz zur Verbesserung der Rechte von Patientinnen und Patienten (Patientenrechtegesetz) vom 20.02.2013, BGBl. I, S. 277

[187] BT-Drucksache 17/10488 vom 15.08.2012, S. 27; ein Anspruch des Patienten auf Zusendung von Behandlungsunterlagen bestand auch vor Inkrafttreten des Patientenrechtegesetzes nicht. Der Patient konnte auch nach der Rechtsprechung lediglich verlangen, dass die Kopien bereitgehalten werden. Vgl. hierzu: LG Dortmund, Beschluss vom 07.04.2000 – 17 T 31/00 = NJW 2001, 2806, m. Anm. v. Gehrlein, NJW 2001, 2773 f.; AG Waiblingen, Beschluss vom 27.04.11 – 7 C 286/11

[188] BT-Drucksache 17/10488 vom 15.08.2012, S. 26; dies ergab sich auch vor Inkrafttreten des Patientenrechtegesetzes bereits aus der Rechtsprechung; vgl. BGH, Urteil vom 06.12.1988 – VI ZR 76/88 = NJW 1989, 764; vgl. hierzu auch Hinne, NJW 2005, 2270 ff., der den therapeutischen Vorbehalt im Hinblick auf die Einsichtnahme in Unterlagen psychiatrischer Patienten ablehnt

[189] BT-Drucksache 17/10488 vom 15.08.2012, S. 26; dies ergab sich auch vor Inkrafttreten des Patientenrechtegesetzes bereits aus der Rechtsprechung; vgl. Bundesverwaltungsgericht, Urteil vom 27.04.1989 – 3 C 4/86 = NJW 1989, 2960; AG Mühlheim/Ruhr – Urteil vom 05.11.2002, 13 C 673/02

formationen über seine Person, die ihm erheblich schaden könnten. Dies dürfe insbesondere für die Bereiche der Psychiatrie und der Psychotherapie relevant sein, bei denen die uneingeschränkte Einsichtnahme in die Dokumentation mit der Gefahr einer erheblichen gesundheitlichen Schädigung des Patienten verbunden sein könne.[190]

Die vorher durch die Rechtsprechung anerkannte Einschränkung des Einsichtsrechts des Patienten auf **objektive Befunde**[191] ist durch das Patientenrechtegesetz entfallen. Gemäß § 630g Abs. 1 Satz 1 BGB können dem Einsichtsrecht des Patienten neben therapeutischen Gründen nur sonstige erhebliche **Rechte Dritter** entgegenstehen. Die Gesetzesbegründung führt dazu aus, die Grenze des Einsichtsrechts sei erreicht, soweit in die Aufzeichnungen Informationen über die Persönlichkeit des Behandelnden oder dritter Personen eingeflossen seien, die ihrerseits schutzwürdig seien. Weder die Persönlichkeitsrechte Behandelnder noch die Rechte Dritter dürften verletzt werden. Gleichwohl müsse aber auch insoweit das Persönlichkeitsrecht des Patienten Beachtung finden und insbesondere gegenüber dem Interesse des Behandelnden an der Geheimhaltung seiner internen persönlichen Äußerungen abgewogen werden. Im Zweifel erscheine der Behandelnde nicht in dem Umfang schutzwürdig, wie es der Patient sei. Schließlich könnten Niederschriften über persönliche Eindrücke oder subjektive Wahrnehmungen des Behandelnden betreffend die Person des Patienten letzteren in seinen Persönlichkeitsrechten berühren und sollten dem Patienten daher grundsätzlich offengelegt werden. Wolle es der Behandelnde vermeiden, dass sich der Patient über die persönlichen Eindrücke des Behandelnden informieren könne, bleibe es Behandelnden unbenommen, solche Aufzeichnungen vollständig zu unterlassen. Ein begründetes Interesse des Behandelnden an der Nichtoffenbarung seiner Aufzeichnungen sei, im Vergleich zu dem Persönlichkeitsrecht des Patienten, im Regelfall nicht gegeben. Auch hier komme es aber auf die Umstände im Einzelfall an.[192]

Das Bundesverfassungsgericht hatte darüber hinaus entschieden, dass die Einschränkung des Einsichtsrechts des Patienten auf so genannte objektive Befunde und die Anerkennung eines so genannten therapeutischen Vorbehalts gegen die Einsichtnahme in Unterlagen psychiatrischer Patienten zumindest im Bereich des **Maßregelvollzugs** nicht anwendbar ist.[193]

Unter Umständen steht auch den **Erben** (z.B. wegen des vermögensrechtlichen Charakters eines Haftungsanspruches) und den nächsten **Angehörigen** (z.B. zur Einleitung eines Strafverfahrens) des verstorbenen Patienten ein Einsichtnahmerecht in die Krankenunterlagen zu. Die Kenntnisnahme von Krankenunterlagen durch nahe Angehörige, Erben und Hinterbliebene muss der Arzt jedoch verweigern, so-

---

190 BT-Drucksache 17/10488 vom 15.08.2012, S. 26

191 BVerfG, Beschluss vom 16.09.1998 – 1 BvR 1130/98; BGH, Urteil vom 23.11.1982 – IV ZR 222/79 = NJW 1983, 328; BVerfG, Beschluss vom 18.11.2004 – 1 BvR 2315/04 = NJW 2005, 1103 ff.

192 BT-Drucksache 17/10488 vom 15.08.2012, S. 27

193 BVerfG, Beschluss vom 09.01.2006 – 2 BvR 443/02 = NJW 2006, 1116 = MedR 2006, 419

weit er sich bei gewissenhafter Prüfung seiner gegenüber dem verstorbenen Patienten fortwirkenden Verschwiegenheitspflicht an der Offenbarung gehindert sieht.[194] Dies wird insbesondere dann der Fall sein, wenn der Arzt einen Anhaltspunkt für einen entgegenstehenden Willen des verstorbenen Patienten darlegen kann. Auch dies ist inzwischen durch das Patientenrechtegesetz gesetzlich verankert worden.[195] Gemäß § 630g Abs. 3 BGB stehen die Einsichtsrechte im Falle des Todes des Patienten zur Wahrnehmung der vermögensrechtlichen Interessen seinen Erben zu. Gleiches gilt für die nächsten Angehörigen des Patienten, soweit sie immaterielle Interessen geltend machen. Die Einsichtsrechte sind aber ausgeschlossen, soweit der Einsichtnahme der ausdrückliche oder mutmaßliche Wille des Patienten entgegensteht.

2. Herausgabe von Kopien und Kostenerstattung

Der Patient kann Kopien aus seiner Krankenakte verlangen und hat die dafür entstandenen Kosten zu erstatten.

Gemäß § 630g Abs. 2 BGB kann der Patient auch elektronische Abschriften von der Patientenakte verlangen. Er hat dem Behandelnden die entstandenen Kosten zu erstatten.[196] Es sei nochmals darauf hingewiesen, dass **keine Originale** an den Patienten herausgegeben werden sollten, sondern lediglich Kopien. Für den Fall einer Beschlagnahmemaßnahme (vgl. Teil D, Kap. II.5.) ist der die Beschlagnahme der Originalunterlagen durchführende Beamte um das Einverständnis zu bitten, dass vor der Beschlagnahme eine Fotokopie der maßgeblichen Unterlagen angefertigt werden kann.

Bei der **Aushändigung von Röntgenbildern** bzw. CDs mit den Röntgenaufnahmen an Patienten ist hinsichtlich der Kostenerstattung Folgendes zu beachten: Da Röntgenbilder zur Patientenakte gehören, kann der Patient auch diese einsehen und auch eine Kopie des Röntgenbildes verlangen (sofern das Röntgenbild nur digital vorhanden ist, z.B. auf CD gebrannt). Er hat dann aber die dafür entstehenden Kosten zu erstatten (vgl. § 630g Abs. 2 Satz 2 BGB).

Davon zu unterscheiden ist jedoch die Aushändigung eines Röntgenbildes an den Patienten zum Zwecke der Weiterleitung an einen weiterbehandelnden Arzt. Aufzeichnungen und Röntgenbilder bzw. digitale Bilddateien des untersuchten oder behandelten Patienten zur Weiterleitung an einen später untersuchenden oder behandelnden Arzt sind dem Patienten (vorübergehend) zu überlassen (§ 85 Abs. 3 S. 1

---

194 BGH, Urteil vom 31.05.1983 – VI ZR 259/81 = MedRecht 1984, 24; vgl. auch Bergmann, das Krankenhaus 2005, 1023 ff.; Kern, MedR 2006, 205 ff.; ausführlich hierzu auch Hauser/Haag, Datenschutz im Krankenhaus, 5. Auflage 2019, S. 372 f.

195 § 630g Abs. 3 BGB wurde eingeführt durch das Gesetz zur Verbesserung der Rechte von Patientinnen und Patienten (Patientenrechtegesetz) vom 20.02.2013, BGBl. I, S. 277

196 Dies ergab sich auch vor Inkrafttreten des Patientenrechtegesetzes bereits aus der Rechtsprechung; vgl. LG München I, Urteil vom 19.11.2008 – 9 O 5324/08, rechtskräftig (Das Gericht stellte fest, dass eine Erstattung von 50 Cent pro DIN-A4-Seite – unabhängig von der Anzahl der Seiten insgesamt – jedenfalls nicht unangemessen sei; vgl. hierzu ausführlich unten unter Teil D, Kap. V.3.)

Nr. 3 StrlSchG), wenn zu erwarten ist, dass dadurch eine weitere Untersuchung mit Röntgenstrahlung vermieden werden kann. Eine Kostenerstattung hierfür ist nicht vorgesehen. Zu beachten ist, dass das Original-Röntgenbild in digitaler Form beim Krankenhaus verbleibt und entsprechend aufbewahrt wird und dem Patienten nur eine Kopie (z.B. auf CD gebrannt) überlassen wird.

Nachdem seit der Einführung der Regelung des § 630g BGB unstreitig ist, dass Patienten bzw. auch deren Angehörige/Erben dem Behandelnden die entstandenen Kosten für Kopien zu erstatten haben[197], schließt sich die Frage der konkreten Höhe der **Kopierkosten** an. Leider hat der Gesetzgeber diesbezüglich keine klare Regelung vorgegeben, sondern es – auch im Rahmen der Gesetzesbegründung des Patientenrechtegesetzes – dabei belassen, darauf zu verweisen, dass der Patient die Kosten für Abschriften oder Kopien selbst zu tragen hat.[198]

Wegweisend ist in diesem Zusammenhang insofern das Urteil des **Landgerichts München I** vom 19. November 2008[199], das sich mit der Frage der Höhe der Kopierkosten auseinandergesetzt hat. Es hatte festgestellt, dass es weder Vorschriften gebe noch eine gefestigte Rechtsprechung, welche Kosten für die **Fertigung der Kopien** von Krankenunterlagen als angemessen angesehen würden. In ihrer Eigenschaft als Arzthaftungskammer sei das Gericht jährlich mit der Durchsicht mehrerer 100 verschiedener Akten und Behandlungsunterlagen befasst. Daher sei gerichtsbekannt, dass sich das Ablichten einer Krankenakte nicht darin erschöpfe, einen Stapel DIN-A4-Papier auf ein Kopiergerät mit Selbsteinzug zu legen und wenige Minuten später das Ergebnis aus dem Auswurf zu holen. Vielmehr setzten sich Behandlungsunterlagen, insbesondere Krankenakten aus Krankenhäusern, regelmäßig aus Blättern unterschiedlichster Größe zusammen, die durch Trennblätter voneinander getrennt seien. Diese Blätter seien häufig mehrfach gefaltet und könnten – wie etwa die Verlaufskurven eines Wehenschreibers – zwar schmal, dafür aber mehrere Meter lang sein. Es erschließe sich ohne Weiteres, dass der Aufwand zur Vervielfältigung einer solchen Krankendokumentation beträchtlich sei. Insofern war das Landgericht München I zu dem Ergebnis gelangt, dass dieser Aufwand durch eine Erstattung von 50 Cent für die ersten 50 Blatt und 15 Cent für jedes weitere Blatt nicht annähernd angemessen ausgeglichen werde. Eine Erstattung von 50 Cent pro DIN-A4-Seite sei – unabhängig von der Anzahl der Seiten insgesamt – jedenfalls nicht unangemessen.

Dies bestätigen auch die Ausführungen des **Saarländischen Oberlandesgerichts**[200], in dessen Verfahren das Krankenhaus für eine 909-Blatt starke Akte nebst

---

[197] § 630g Abs. 3 BGB wurde eingeführt durch das Gesetz zur Verbesserung der Rechte von Patientinnen und Patienten (Patientenrechtegesetz) vom 20.02.2013, BGBl. I, S. 277.

[198] Bundesrat, Drucksache 312/12 vom 25.05.2012, Gesetzentwurf der Bundesregierung, Entwurf eines Gesetzes zur Verbesserung der Rechte von Patientinnen und Patienten, S. 39

[199] LG München I, Urteil vom 19.11.2008 – 9 O 5324/08, rechtskräftig; das Krankenhaus, Hauser, Recht und Praxis, Herausgabe von Patientenakten: aktuelle Entwicklungen, das Krankenhaus 2009, S. 1209 ff; ausführlich ferner Hauser/Haag, Datenschutz im Krankenhaus, 5. Aufl. 2019, Kap. VII.16.3, S. 362 f.

[200] Saarländisches Oberlandesgericht Saarbrücken, Urteil vom 16.11.2016 – 1 U 57/16; ausführlich hierzu Hauser/Haag, Datenschutz im Krankenhaus, 5. Aufl. 2019, Kap. VII.16.5, S. 364 f.

Porto 549,17 € verlangt hatte. In diesem Zusammenhang stellte das Oberlandesgericht ferner positiv fest, dass nicht die Krankenhäuser hinsichtlich der Herausgabe der Kopien vorleistungspflichtig seien, sondern vielmehr die Patienten bzw. deren Angehörigen oder Erben zunächst die Kosten zu erstatten haben. Der Zweck dieser **Vorleistungspflicht** bestehe darin, dass es dem Krankenhaus nicht zugemutet werden solle, seinen Kostenerstattungsanspruch im Anschluss an die Aushändigung der Unterlagen langwierig zu verfolgen oder gar klageweise geltend machen zu müssen. Das Krankenhaus könne also die Vorlegung der Kopien verweigern, bis ein Vorschuss erbracht ist. Dies gelte allerdings nur, sofern das Krankenhaus überhaupt reagiere und die Höhe der Kosten mitteile. In diesem Zusammenhang dürfte dem Krankenhaus auch eine gewisse Bearbeitungszeit zuzubilligen sein, jedoch sollte dabei nicht viel Zeit vergehen, da sich das Krankenhaus ansonsten dem Vorwurf ausgesetzt sehen könnte, Anlass zu einer Klageeinreichung aufgrund Nicht-Reaktion gegeben zu haben.

Die letzte sich in diesem Zusammenhang stellende Frage der Höhe der Kosten, die ein Krankenhaus verlangen kann, wenn es die Daten einer **digital hinterlegten Akte** auf ein Speichermedium für den Patienten kopiert, ist wie folgt zu beantworten[201]:

Unter Maßgabe der Feststellungen des oben dargestellten Urteils des Landgerichts München I[202] wird durch die Erstattung der Kopierkosten insbesondere dem beträchtlichen Aufwand für die Vervielfältigung der unterschiedlichen Behandlungsunterlagen Rechnung getragen. Dabei geht es nicht um die Sachkosten eines einzelnen Blattes Papier, sondern vielmehr um den Arbeitsaufwand, der durch die Bearbeitung entsteht. Dabei kann es keinen Unterschied machen, ob eine Seite Papier auf einen Kopierer gelegt und vervielfältigt werden muss, oder ob jede einzelne Datei einer Patientenakte geöffnet und auf ein anderes Medium gespeichert wird. Dies gilt insbesondere vor dem Hintergrund, als die Einsichtnahme bzw. Herausgabe einer Akte nicht ohne Prüfung der kompletten Akte erfolgen kann, sondern Beschränkungen unterliegen. Dies ergibt sich – wie zuvor bereits ausgeführt – aus § 630g Abs. 1 Satz 1 BGB. Danach kann der Patient seine Akte nur einsehen, soweit der Einsichtnahme nicht erhebliche therapeutische Gründe oder sonstige erhebliche Rechte Dritter entgegenstehen. Das Argument, eine digitale Akte könne „mit einem Knopfdruck" – sofern überhaupt rein technisch möglich – kopiert werden, ist damit eindeutig widerlegt.

---

[201] Hierzu ausführlich Hauser/Haag, Datenschutz im Krankenhaus, 5. Aufl. 2019, Kap. VII.16.4, S. 363

[202] LG München I, Urteil vom 19.11.2008 – 9 O 5324/08, rechtskräftig; Hauser, Recht und Praxis, Herausgabe von Patientenakten: aktuelle Entwicklungen, das Krankenhaus 2009, S. 1209 ff.

3.   Recht auf Auskunft

Die DS-GVO[203] regelt in Art. 15 / Das DSG-EKD[204] regelt in § 19 / Das KDG[205] regelt in § 17 ein Auskunftsrecht, das dem Betroffenen (Patienten) dazu dienen soll, die Rechtmäßigkeit der Verarbeitung der ihn betreffenden personenbezogenen Daten zu überprüfen.[206]

Seit Geltungsbeginn der DS-GVO am 25.05.2018 wird im Krankenhausbereich hinterfragt, in welchem Verhältnis das Recht auf Einsichtnahme gem. § 630g BGB (bzw. die in den Landeskrankenhausgesetzen (LKHG) geregelten Ansprüche auf Auskunft und Einsichtnahme) zu dem in Art. 15 DS-GVO geregelten Recht auf Auskunft über die Rechtmäßigkeit der Datenverarbeitung steht. Grund für diese Hinterfragung ist, dass beide Rechte unterschiedliche Folgen nach sich ziehen bzw. unterschiedliche Auswirkungen haben:

• Gem. § 630g BGB hat der Patient einen Anspruch auf vollständige Einsichtnahme in seine Patientenakte, sofern nicht ein therapeutisches Privileg oder Rechte Dritter entgegenstehen.[207] Ferner hat der Patient die Kosten für Abschriften zu tragen[208] und die Rechte auf Einsichtnahme und Herausgabe gehen im Falle des Todes des Patienten unter bestimmten Voraussetzungen auf seine Erben und Angehörigen über[209].

• Demgegenüber ist der Anspruch auf Auskunft insofern begrenzbar, als der Patient dazu aufgefordert werden kann, sein Auskunftsersuchen zu präzisieren, z.B. auf einen konkreten Verarbeitungsvorgang.[210] Zudem ist die erste zur Verfügung

---

[203] Verordnung (EU) 2016/679 des Europäischen Parlaments und des Rates vom 27.04.2016 zum Schutz natürlicher Personen bei der Verarbeitung personenbezogener Daten, zum freien Datenverkehr und zur Aufhebung der Richtlinie 95/46/EG (Datenschutz-Grundverordnung – DS-GVO)

[204] Kirchengesetz über den Datenschutz der evangelischen Kirche in Deutschland (EKD-Datenschutzgesetz – DSG-EKD)

[205] Gesetz über den kirchlichen Datenschutz (KDG)

[206] Hinsichtlich der Einzelheiten zum Recht auf Auskunft sowie hinsichtlich der Umsetzung dieses Rechts im Krankenhausbereich vgl. ausführlich: Hauser/Haag, Datenschutz im Krankenhaus, 5. Aufl. 2019, Kap. VI.2, S. 161 ff.

[207] Vgl. diesbezüglich die Ausführungen oben unter Teil D, Kap. V.1.

[208] § 630g Abs. 2 Satz 2 BGB; hinsichtlich weiterführender Hinweise zu der Höhe der Kopierkosten vgl. Hauser, Recht und Praxis, Herausgabe von Patientenakten: aktuelle Entwicklungen, das Krankenhaus 2009, S. 1209 ff.

[209] § 630g Abs. 3 BGB; vgl. hierzu ausführlich Hauser/Haag, Datenschutz im Krankenhaus, 5. Aufl. 2019, Kap. VII.17, S. 367

[210] Deutscher Bundestag, Drucksache 18/11325 vom 24.02.2017, Gesetzentwurf der Bundesregierung, Entwurf eines Gesetzes zur Anpassung des Datenschutzrechts an die Verordnung EU 2017/679 und zur Umsetzung der Richtlinie (EU) 2016/680 (Datenschutzanpassungs- und -Umsetzungsgesetz EU – DSAnpUG-EU), S. 105; Datenschutzkonferenz (DSK), Kurzpapier Nr. 6, Auskunftsrecht der betroffenen Person, Art. 15 DS-GVO, Stand: 26.07.2017, S. 2, „Grenzen des Auskunftsrechts"; Erwägungsgrund 63 Satz 7 DS-GVO

gestellte Kopie kostenlos[211] und die dem Patienten zustehenden Rechte gehen nicht auf Angehörige und Erben über[212].

Beide Rechte können parallel nebeneinander bestehen, da sie jeweils einen anderen Gegenstand sowie Sinn und Zweck haben. Das Recht auf Auskunft ist technisch zu betrachten, der wachsenden Digitalisierung geschuldet und betrifft die Rechtmäßigkeit der Verarbeitung der sensiblen Daten an sich, also insbesondere die automatische Verarbeitung sowie Speicherung von Informationen über Personen in unterschiedlichen Systemen eines Krankenhauses usw. Demgegenüber betrifft das Recht auf Einsichtnahme gem. BGB die freiverantwortliche Entscheidung des Patienten und mithin die Möglichkeit, eine ärztliche Behandlung selbständig und kritisch überprüfen zu können. Dies erfordert die Kenntnis des Krankheitsbildes und des in den Akten dokumentierten Behandlungsablaufs sowie die weitere gesundheitliche Prognose.

Dafür, dass beide Rechte sinnvollerweise parallel nebeneinander bestehen, spricht auch, dass das Recht auf Auskunft nicht neu ist, sondern, ganz im Gegenteil, Patienten bereits vor Geltungsbeginn der DS-GVO / des DSG-EKD / des KDG das Recht hatten, von dem Krankenhausträger Auskunft über die Verarbeitung der im Krankenhaus gespeicherten personenbezogenen Daten zu verlangen. Das Auskunftsrecht aus Art. 15 DS-GVO / § 19 DSG-EKD / § 17 KDG tritt lediglich an die Stelle der §§ 19 bzw. 34 BDSG alter Fassung sowie den entsprechenden landesrechtlichen bzw. kirchlichen Vorschriften.[213]

---

[211]   Vgl. hierzu ausführlich Hauser/Haag, Datenschutz im Krankenhaus, 5. Aufl. 2019, Kap. VI.2, S. 161 ff.

[212]   Erwägungsgrund 27 DS-GVO

[213]   Hinsichtlich weiterer Argumente vgl. ausführlich Hauser, Recht und Praxis, Recht auf Einsichtnahme versus Recht auf Auskunft, das Krankenhaus 2018, S. 1202 ff.

E. Anhang

Übersicht

I.   PatientenrechteG – Auszug (§§ 630f – 630g BGB) 81

II.   Vorschriften aus dem Strahlenschutzgesetz (§ 85 StrlSchG)
      und der Strahlenschutzverordnung (§§ 124, 127 StrlSchV).............................83

III. Tabelle über Aufbewahrungspflichten und -fristen von
      behandlungsbezogenen Dokumenten im Krankenhaus...................................87

IV.   Teil I der Orientierungshilfe Krankenhausinformationssysteme
      der Datenschutzbeauftragten des Bundes und der Länder............................107

V.   Szenarienkatalog der Datenschutzbeauftragten zum Datenaustausch
      stationärer und ambulanter Leistungserbringer 125

VI.   Formulierungshilfe zur Erstellung einer Dienstanweisung
      über die Durchführung der Dokumentation 133

I. PatientenrechteG – Auszug (§§ 630f – 630g BGB)

§ 630f
Dokumentation der Behandlung

(1) Der Behandelnde ist verpflichtet, zum Zweck der Dokumentation in unmittelbarem zeitlichem Zusammenhang mit der Behandlung eine Patientenakte in Papierform oder elektronisch zu führen. Berichtigungen und Änderungen von Eintragungen in der Patientenakte sind nur zulässig, wenn neben dem ursprünglichen Inhalt erkennbar bleibt, wann sie vorgenommen worden ist. Dies ist auch für elektronisch geführte Patientenakten sicherzustellen.

(2) Der Behandelnde ist verpflichtet, in der Patientenakte sämtliche aus fachlicher Sicht für die derzeitige und künftige Behandlung wesentlichen Maßnahmen und deren Ergebnisse aufzuzeichnen, insbesondere die Anamnese, Diagnosen, Untersuchungen, Untersuchungsergebnisse, Befunde, Therapien und ihre Wirkungen, Eingriffe und ihre Wirkungen, Einwilligungen und Aufklärungen. Arztbriefe sind in die Patientenakte aufzunehmen.

(3) Der Behandelnde hat die Patientenakte für die Dauer von zehn Jahren nach Abschluss der Behandlung aufzubewahren, soweit nicht nach anderen Vorschriften andere Aufbewahrungsfristen bestehen.

§ 630e
Aufklärungspflichten

(1) Der Behandelnde ist verpflichtet, den Patienten über sämtliche für die Einwilligung wesentlichen Umstände aufzuklären. Dazu gehören insbesondere Art, Umfang, Durchführung, zu erwartende Folgen und Risiken der Maßnahme sowie ihre Notwendigkeit, Dringlichkeit, Eignung und Erfolgsaussichten im Hinblick auf die Diagnose oder Therapie. Bei der Aufklärung ist auch auf Alternativen zur Maßnahme hinzuweisen, wenn mehrere medizinisch gleichermaßen indizierte und übliche Methoden zu wesentlich unterschiedlichen Belastungen, Risiken oder Heilungschancen führen können.

(2) Die Aufklärung muss

1. mündlich durch den Behandelnden oder durch eine Person erfolgen, die über die zur Durchführung der Maßnahme notwendige Ausbildung verfügt; ergänzend kann auch auf Unterlagen Bezug genommen werden, die der Patient in Textform erhält,

2. so rechtzeitig erfolgen, dass der Patient seine Entscheidung über die Einwilligung wohlüberlegt treffen kann,

3. für den Patienten verständlich sein.

Dem Patienten sind Abschriften von Unterlagen, die er im Zusammenhang mit der Aufklärung oder Einwilligung unterzeichnet hat, auszuhändigen.

(3) Der Aufklärung des Patienten bedarf es nicht, soweit diese ausnahmsweise aufgrund besonderer Umstände entbehrlich ist, insbesondere wenn die Maßnahme unaufschiebbar ist oder der Patienten auf die Aufklärung ausdrücklich verzichtet hat.

(4) Ist nach § 630d Absatz 1 Satz 2 die Einwilligung eines hierzu Berechtigten einzuholen, ist dieser nach Maßgabe der Absätze 1 bis 3 aufzuklären.

(5) Im Fall des § 630d Absatz 1 Satz 2 sind die wesentlichen Umstände nach Absatz 1 auch dem Patienten entsprechend seinem Verständnis zu erläutern, soweit dieser aufgrund seines Entwicklungsstandes und seiner Verständnismöglichkeiten in der Lage ist, die Erläuterung aufzunehmen, und soweit dies seinem Wohl nicht zuwider läuft. Absatz 3 gilt entsprechend.

§ 630g
Einsichtnahme in die Patientenakte

(1) Dem Patienten ist auf Verlangen unverzüglich Einsicht in die vollständige, ihn betreffende Patientenakte zu gewähren, soweit der Einsichtnahme nicht erhebliche therapeutische Gründe oder sonstige erhebliche Rechte Dritter entgegenstehen. Die Ablehnung der Einsichtnahme ist zu begründen. § 811 ist entsprechend anzuwenden.

(2) Der Patient kann auch elektronische Abschriften von der Patientenakte verlangen. Er hat dem Behandelnden die entstandenen Kosten zu erstatten.

(3) Im Fall des Todes des Patienten stehen die Rechte aus den Absätzen 1 und 2 zur Wahrnehmung der vermögensrechtlichen Interessen seinen Erben zu. Gleiches gilt für die nächsten Angehörigen des Patienten, soweit sie immaterielle Interessen des Patienten geltend machen. Die Rechte sind ausgeschlossen, soweit der Einsichtnahme der ausdrückliche oder mutmaßliche Wille des Patienten entgegensteht.

II. Vorschriften aus dem Strahlenschutzgesetz (§ 85 StrlSchG) und der Strahlenschutzverordnung (§§ 124, 127 StrlSchV)

Gesetz zum Schutz vor der schädlichen Wirkung ionisierender Strahlung (Strahlenschutzgesetz – StrlSchG)

Vom 27. Juni 2017 (BGBl. I S. 1966), zuletzt geändert durch Artikel 2 des Gesetzes vom 27. Juni 2017

– Auszug –

§ 85
Aufzeichnungs-, Aufbewahrungs- und behördliche Mitteilungspflichten von Daten und Bilddokumenten bei der Anwendung am Menschen; Verordnungsermächtigung

(1) Der Strahlenschutzverantwortliche hat dafür zu sorgen, dass über die Anwendung ionisierender Strahlung oder radioaktiver Stoffe am Menschen Aufzeichnungen angefertigt werden. Die Aufzeichnungen müssen Folgendes enthalten:

1. Angaben zur rechtfertigenden Indikation,

2. den Zeitpunkt und die Art der Anwendung,

3. Angaben zur Exposition

    a) der untersuchten oder behandelten Person oder zur Ermittlung dieser Exposition, einschließlich einer Begründung im Falle der Überschreitung diagnostischer Referenzwerte, sowie

    b) von Betreuungs- und Begleitpersonen, sofern nach der Rechtsverordnung nach § 86 Satz 2 Nummer 3 ihre Körperdosis zu ermitteln ist,

4. den erhobenen Befund einer Untersuchung,

5. den Bestrahlungsplan und das Bestrahlungsprotokoll einer Behandlung.

Die Aufzeichnungen sind gegen unbefugten Zugriff und unbefugte Änderung zu sichern.

(2) Der Strahlenschutzbeauftragte hat die Aufzeichnungen sowie Röntgenbilder, digitale Bilddaten und sonstige Untersuchungsdaten aufzubewahren, und zwar

1. im Falle von Behandlungen für eine Dauer von 30 Jahren,

2. im Falle von Untersuchungen

    a) einer volljährigen Person für eine Dauer von zehn Jahren,

    b) bei einer minderjährigen Person bis zur Vollendung ihres 28. Lebensjahres.

Die zuständige Behörde kann verlangen, dass im Falle der Praxisaufgabe oder sonstigen Einstellung des Betriebes die Aufzeichnungen sowie die Röntgenbilder, die digitalen Bilddaten und die sonstigen Untersuchungsdaten unverzüglich bei einer von ihr bestimmten Stelle zu hinterlegen sind; dabei ist durch geeignete Maßnahmen sicherzustellen, dass die Wahrung des Patientengeheimnisses durch die bestimmte Stelle gewährleistet ist.

(3) Der Strahlenschutzverantwortliche hat

1. der zuständigen Behörde auf Verlangen die Aufzeichnungen vorzulegen; dies gilt nicht für medizinische Befunde,

2. der ärztlichen oder zahnärztlichen Stelle auf Verlangen die Aufzeichnungen sowie die Röntgenbilder, die digitalen Bilddaten und die sonstigen Untersuchungsdaten zur Erfüllung ihrer nach der Rechtsverordnung nach § 86 Satz 2 Nummer 9 festgelegten Aufgaben vorzulegen,

3. einem weiter untersuchenden oder behandelnden Arzt oder Zahnarzt Auskünfte über die Aufzeichnungen zu erteilen und ihm die Aufzeichnungen sowie die Röntgenbilder, die digitalen Bilddaten und die sonstigen Untersuchungsdaten vorübergehend zu überlassen.

Bei der Weitergabe sind geeignete Maßnahmen zur Einhaltung der ärztlichen Schweigepflicht zu treffen. Der untersuchten oder behandelten Person ist auf deren Wunsch eine Abschrift der Aufzeichnungen zu überlassen.

(4) Die Bundesregierung wird ermächtigt, durch Rechtsverordnung mit Zustimmung des Bundesrates festzulegen,

1. dass einer Person, die unter Anwendung von Röntgenstrahlung oder radioaktiven Stoffen untersucht wurde, Informationen über die durchgeführte Untersuchung anzubieten sind, welchen Inhalt diese Informationen haben müssen und in welcher Form diese Informationen zur Verfügung zu stellen sind,

2. welche Anforderungen an die Aufbewahrung von Aufzeichnungen, Röntgenbildern, digitalen Bilddaten und sonstigen Untersuchungsdaten zu stellen sind, insbesondere zur Sicherung ihrer Verfügbarkeit und Verhinderung von Datenverlusten,

3. welche Anforderungen an die Weitergabe von Aufzeichnungen, Röntgenbildern, digitalen Bilddaten und sonstigen Untersuchungsdaten zu stellen sind.

Die Rechtsverordnung kann auch diejenigen Vorschriften der Rechtsverordnung festlegen, für deren Einhaltung der Strahlenschutzverantwortliche zu sorgen hat.

Verordnung zum Schutz vor der schädlichen Wirkung ionisierender Strahlung (Strahlenschutzverordnung – StrlSchV)

Vom 29. November 2018 (BGBl. I S. 2034, 2036)

– Auszug –

§ 124
Informationspflichten

(1) Der Strahlenschutzverantwortliche hat dafür zu sorgen, dass eine Person, an der ionisierende Strahlung oderradioaktive Stoffe angewendet werden, vor der Anwendung über das Risiko der Strahlenanwendung informiert wird.

(2) Der Strahlenschutzverantwortliche hat dafür zu sorgen, dass Betreuungs- oder Begleitpersonen vor dem Betreten des Kontrollbereichs

1. über mögliche Gefahren der Exposition aufgeklärt werden und

2. geeignete schriftliche Hinweise angeboten und auf Wunsch ausgehändigt bekommen.

(3) Der Strahlenschutzverantwortliche hat dafür zu sorgen, dass nach der Anwendung radioaktiver Stoffe der Person, an der die Stoffe angewendet wurden, sowie der Betreuungs- oder Begleitperson geeignete schriftliche Hinweise ausgehändigt werden, um die von der Person ausgehende Exposition oder die Kontamination der Angehörigen, Dritter oder der Umwelt zu vermeiden oder so gering wie möglich zu halten. Dies gilt nicht, wenn eine solche Exposition oder Kontamination ausgeschlossen werden kann oder die Person weiter stationär aufgenommen wird.

(4) Der Strahlenschutzverantwortliche hat dafür zu sorgen, dass eine Person nach einer Behandlung mit ionisierender Strahlung oder radioaktiven Stoffen, die eine Überprüfung des langfristigen Erfolgs der Strahlenbehandlung erfordert, über geeignete Zeitabstände für die Überprüfung informiert wird.

§ 127
Aufbewahrung, Weitergabe und Übermittlung von
Aufzeichnungen, Röntgenbildern, digitalen Bilddaten
und sonstigen Untersuchungsdaten

(1) Der Strahlenschutzverantwortliche hat dafür zu sorgen, dass die Aufzeichnungen nach § 85 Absatz 1 Satz 1 des Strahlenschutzgesetzes, Röntgenbilder, digitale Bilddaten und sonstige Untersuchungsdaten so aufbewahrt werden, dass während der Dauer der Aufbewahrungsfrist nach § 85 Absatz 2 des Strahlenschutzgesetzessichergestellt ist, dass

1. sie jederzeit innerhalb angemessener Zeit verfügbar sind und bei elektronischer Aufbewahrung unmittelbar lesbar gemacht werden können und

2. keine Informationsänderungen oder -verluste eintreten können.

(2) Der Strahlenschutzverantwortliche hat dafür zu sorgen, dass bei der Aufbewahrung der Aufzeichnungen nach § 85 Absatz 1 Satz 1 des Strahlenschutzgesetzes sowie bei der Aufbewahrung von Personendaten, Röntgenbildern, digitalen Bilddaten und sonstigen Untersuchungsdaten auf elektronischen Datenträgern durch geeignete Maßnahmen sichergestellt ist, dass

1. der Urheber, der Entstehungsort und der Entstehungszeitpunkt eindeutig erkennbar sind,

2. nachträgliche Änderungen oder Ergänzungen als solche erkennbar sind und mit Angaben zu Urheber und Zeitpunkt der nachträglichen Änderungen oder Ergänzungen aufbewahrt werden und

3. während der Dauer der Aufbewahrung die Verknüpfung der Personendaten mit dem erhobenen Befund, den Daten, die den Bilderzeugungs- und Bildverarbeitungsprozess beschreiben, den Bilddaten und den sonstigen Aufzeichnungen nach § 85 Absatz 1 Satz 1 des Strahlenschutzgesetzes jederzeit hergestellt werden kann.

(3) Der Strahlenschutzverantwortliche hat dafür zu sorgen, dass bei der Aufbewahrung von Röntgenbildern, digitalen Bilddaten und sonstigen Untersuchungsdaten auf elektronischen Datenträgern sichergestellt ist, dass

1. alle erhobenen Daten, die zur Befundung genutzt wurden oder die nach den Erfordernissen der medizinischen Wissenschaft zur Befundung, zur Verlaufsbeurteilung oder zur Vermeidung weiterer Expositionen erforderlich sind, aufbewahrt werden und

2. Daten, die den Prozess der Erzeugung und Verarbeitung der Röntgenbilder, digitalen Bilddaten und sonstigen Untersuchungsdaten beschreiben, aufbewahrt werden, sofern sie dazu dienen, den Inhalt der in Nummer 1 genannten Daten nachzuvollziehen.

Daten können komprimiert werden, wenn sichergestellt ist, dass die diagnostische Aussagekraft erhalten bleibt.

(4) Der Strahlenschutzverantwortliche hat bei der Weitergabe oder Übermittlung von Daten nach § 85 Absatz 3 des Strahlenschutzgesetzes dafür zu sorgen, dass die Daten mit den Ursprungsdaten übereinstimmen und für den Adressaten lesbar sind. Die Röntgenbilder, digitalen Bilddaten und sonstigen Untersuchungsdaten müssen zur Befundung geeignet sein.

III. Tabelle über Aufbewahrungspflichten und -fristen von behandlungsbezogenen Dokumenten im Krankenhaus

Auszug aus dem aktualisierten DKG-Leitfaden „Aufbewahrungspflichten und -fristen von Dokumenten im Krankenhaus", Stand: 02./03. September 2019.

Nähere Einzelheiten vgl. Teil D, Kap. II.4.

Behandlungsbezogene Dokumente	Aufbewahrungs-fristen	Rechtliche Grundlagen
Behandlungsunterlagen:		
• Anamnese • Aufnahmebogen • Aufklärungsbögen • diagnostische Befunderhebung • Funktionsbefunde • Laborbefunde • Medikation • ärztliche Anordnung zur Pflege • Arztbrief, Epikrise, Verlegungsbericht • EKG, EEG, CTG, Tokogramm • histologische Untersuchungsberichte • OP-Bericht, Anordnung zur Lagerung auf dem OP-Tisch • Rat zur Einholung von Spezialistenmeinungen • Ergebnisse konsiliarischer Untersuchungen	30 Jahre	(Empfehlung) (Unter Zugrundelegung der berufsrechtlichen Regelung (§ 10 Abs. 3 MBO-Ä 1997 Stand 2018) sowie § 630f Abs. 3 BGB sind ärztliche Aufzeichnungen mindestens 10 Jahre nach Abschluss der Behandlung aufzubewahren. Aus Beweissicherungsgründen empfiehlt sich jedoch unter Berücksichtigung der Verjährungsfristen des Bürgerlichen Gesetzbuches grundsätzlich eine Aufbewahrungsfrist von 30 Jahren.)
• Dokumentation einschließlich der für die Durchführung der DMP-Programme erforderlichen behandlungsbezogenen Daten	30 Jahre	§ 5 Abs. 4 der Richtlinie des Gemeinsamen Bundesausschusses zur Zusammenführung der Anforderungen an strukturierte Behandlungsprogramme nach § 137f Abs. 2 SGB V (DMP-Anforderungen-Richtlinie/DMP-A-RL) i.V.m. § 199 BGB

Röntgen- und Strahlenschutz-unterlagen[214]:		
• Röntgenbilder, digitale Bilddateien und sonstige Untersuchungsdaten	10 Jahre	§ 85 Abs.1 und 2 Nr. 2a StrlSchG
• Aufzeichnungen nach § 85 Abs. 1 StrlSchG über die Anwendung ionisierender Strahlung oder radioaktiver Stoffe, d.h. o Angaben zur rechtfertigenden Indikation o Zeitpunkt und Art der Anwendung o Angaben zur Exposition der untersuchten Person oder zur Ermittlung dieser Exposition, einschließlich einer Begründung im Falle der Überschreitung diagnostischer Referenzwerte, sowie Angaben zur Exposition von Betreuungs- und Begleitpersonen, sofern nach § 64 Abs. 1 StrlSchV ihre Körperdosis zu ermitteln ist o der erhobene Befund	10 Jahre	§ 85 Abs.1 und 2 Nr. 2a StrlSchG
• Aufzeichnungen von Untersuchungen einer minderjährigen Person	Bis zur Vollendung ihres 28. Lebensjahres	§ 85 Abs. 1 und 2 Nr. 2b StrlSchG
• Aufzeichnungen über Behandlungen mit radioaktiven Stoffen oder ionisierenden Strahlen	30 Jahre	§ 85 Abs. 1 und 2 Nr. 1 StrlSchG

---

[214] Im Strahlenschutzrecht sind grundlegende gesetzliche Änderungen zu verzeichnen. So wurde das Gesetz zum Schutz vor der schädlichen Wirkung ionisierender Strahlung (Strahlenschutzgesetz – **StrlSchG**) (verkündet durch das Gesetz zur Neuordnung des Rechts zum Schutz vor der schädlichen Wirkung ionisierender Strahlung vom 27.07.2017) in weiten Teilen Ende 2018 in Kraft gesetzt. Außerdem ist die „neue" Verordnung zum Schutz vor der schädlichen Wirkung ionisierender Strahlung" (Strahlenschutzverordnung – **StrlSchV**) gem. Art. 20 der „Verordnung zur weiteren Modernisierung des Strahlenschutzrechts" vom 29.11.2018 mit Wirkung zum 31.12.2018 in Kraft getreten. Gleichzeitig wurden die „alte" (gleichnamige) StrlSchV sowie die **RöV** außer Kraft gesetzt.

• Aufzeichnungen nach § 85 Abs. 1 StrlSchG über die Anwendung ionisierender Strahlung oder radioaktiver Stoffe, d.h. o Angaben zur rechtfertigenden Indikation o Zeitpunkt und Art der Anwendung o Angaben zur Exposition der untersuchten Person oder zur Ermittlung dieser Exposition, einschließlich einer Begründung im Falle der Überschreitung diagnostischer Referenzwerte, sowie Angaben zur Exposition von Betreuungs- und Begleitpersonen, sofern nach § 64 Abs. 1 StrlSchV ihre Körperdosis zu ermitteln ist o der erhobene Befund o Bestrahlungsplan und Bestrahlungsprotokoll	30 Jahre	§ 85 Abs. 1 und 2 Nr. 1 StrlSchG
• Aufzeichnungen (Inhalt, Ergebnis und Zeitpunkt der Prüfungen) zur Qualitätssicherung vor Inbetriebnahme von Anlagen zur Erzeugung ionisierender Strahlung, bei Bestrahlungsvorrichtungen, Röntgeneinrichtungen und sonstigen Vorrichtungen und Geräten, die bei der Anwendung radioaktiver Stoffe oder ionisierender Strahlung am Menschen verwendet werden	Für die Dauer des Betriebes, mindestens jedoch drei Jahre nach dem Abschluss der nächsten vollständigen Abnahmeprüfung	§ 117 Abs. 1, Abs. 2 Nr. 1 StrlSchV[215]

---

[215] Die „neue" Verordnung zum Schutz vor der schädlichen Wirkung ionisierender Strahlung" (Strahlenschutzverordnung – StrlSchV) ist gem. Art. 20 der „Verordnung zur weiteren Modernisierung des Strahlenschutzrechts" vom 29.11.2018 (BGBl. Teil I S. 2034 ff) mit Wirkung zum 31.12.2018 in Kraft getreten. Gleichzeitig wurden die „alte" (gleichnamige) StrlSchV sowie die RöV außer Kraft gesetzt.

• Aufzeichnungen bei der Anwendung radioaktiver Stoffe oder ionisierender Strahlung zum Zweck der medizinischen Forschung, z.B. o Einwilligungen nach § 134 Absatz 1 Satz 1 und Absatz 2 StrlSchV auch in Verbindung mit § 136 Absatz 1 Satz 1 Nummer 4 und Absatz 2 Satz 2 StrlSchV (Einwilligung der betroffenen Person bzw. bei Minderjährigen des gesetzlichen Vertreters in die Anwendung radioaktiver Stoffe oder ionisierender Strahlung und in Untersuchungen, die vor, während und nach der Anwendung radioaktiver Stoffe oder ionisierender Strahlung an zur Kontrolle und zur Erhaltung der Gesundheit erforderlich sind)	30 Jahre nach ihrer Erklärung	§ 140 Abs. 1 Nr. 1 StrlSchV
o Aufzeichnungen nach § 135 Absatz 2 Satz 4 StrlSchV, auch in Verbindung mit § 136 Absatz 3 StrlSchV [Aufklärung und Befragung der betroffenen Person bzw. bei Minderjährigen des gesetzlichen Vertreters inklusive Information zu Art, Bedeutung, Tragweite und Risiken der Anwendung der radioaktiven Stoffe oder der ionisierenden Strahlung sowie über die Bedingungen und die Dauer der Anwendungen und über die Möglichkeit des Widerrufs der Einwilligung], und nach § 138 Absatz 4 Satz 2 [ärztliche oder zahnärztliche Untersuchung vor Beginn der Anwendung radioaktiver Stoffe oder ionisierender Strahlung] und Absatz 5 Satz 3 [Abschätzung und Überwachung der Exposition]	30 Jahre lang nach dem Zeitpunkt der letzten Anwendung	§ 140 Abs. 1 Nr. 2 StrlSchV

• Bei Strahlenschutzbereichen, in denen offene radioaktive Stoffe vorhanden sind: bei Überschreiten der Werte der Oberflächenkontamination nach § 57 Abs. 2 Satz 1 Nr. 3 StrlSchV: ○ Aufzeichnungen über die Ergebnisse der Messungen und Ermittlungen	Mindestens 10 Jahre	§ 57 Abs. 3 StrlSchV
• Aufzeichnungen über die Zutritts-erlaubnis für schwangere Personen zu Kontrollbereichen	5 Jahre ab Zutritt	§ 55 Abs. 2 StrlSchV
• Aufzeichnung über die Ergebnisse der Prüfung sowie (ggf.) die Festlegung von Dosisrichtwerten für beruflich exponierte Personen	Mindestens 5 Jahre nach Beendigung der Tätigkeit oder einer erneuten Prüfung und Festlegung von Dosisrichtwerten	§ 72 Abs. 4 StrlSchV
• Betriebsanleitungen/Gebrauchs-anweisungen	Für die Dauer des Betriebs	§ 97 Abs. 2 StrlSchV
• Sachverständigenbescheinigungen (Erst-Inbetriebnahme / nach wesentlichen Änderungen), Genehmigungsbescheid bzw. Bauartzulassung	Für die Dauer des Betriebs	§ 97 Abs. 3 Nr. 5 a) StrlSchV i.V.m. § 19 Abs. 3 S. 1 StrlSchG / § 25 Abs. 1 StrlSchV
• Turnusmäßige Sachverständigenprüfung (z.B. sicherheitstechnische Kontrollen)	5 Jahre bzw. bis zur nächsten Sachverständigen-prüfung	§ 88 Abs. 4 Nr. 1 StrlSchV
• Wartung von Anlagen zur Erzeugung ionisierender Strahlung, Bestrahlungsvorrichtungen und Geräte für die Gammaradiographie	Mindestens 1 Jahr	§ 88 Abs. 1 Nr. 1 a) StrlSchV

• Aufzeichnungen (Inhalt, Ergebnis und Zeitpunkt) der Konstanzprüfungen für Anlagen zur Erzeugung ionisierender Strahlung, Bestrahlungsvorrichtungen, Röntgeneinrichtungen und sonstigen Vorrichtungen und Geräten, die bei der Anwendung radioaktiver Stoffe oder ionisierender Strahlung am Menschen verwendet werden	10 Jahre nach Abschluss der Prüfung	§ 117 Abs. 2 Nr. 2 StrlSchV
• Buchführung über die Gewinnung, die Erzeugung, den Erwerb, die Abgabe und den sonstigen Verbleib von radioaktiven Stoffen	30 Jahre nach Abschluss der Gewinnung oder Erzeugung oder ab dem Zeitpunkt des Erwerbs, der Abgabe oder des sonstigen Verbleibs (oder wenn die Tätigkeit vor Ablauf der Aufbewahrungsfrist beendet wird, sind die Unterlagen unverzüglich einer von der zuständigen Behörde bestimmten Stelle zu übergeben)	§ 85 Abs. 3 StrlSchV
• Messprotokolle zum Nachweis der Kontaminationsfreiheit oder Nichtaktivierung, die nach § 31 Abs. 5 StrlSchV erhoben werden	5 Jahre (bzw. unverzügliche Übergabe an eine von der zuständigen Behörde bestimmte Stelle, wenn die Tätigkeit vor Ablauf der Aufbewahrungsfrist beendet wird)	§ 85 Abs. 6 StrlSchV

• Buchführung über Stoffe, für die die Übereinstimmung mit dem Inhalt des Freigabebescheides festgestellt wurde: a) die getroffenen Festlegungen nach den Anlagen 4 und 8 StrlSchV, insbesondere die spezifische Aktivität, die Radionuklide, die Mittelungsmasse und die Mittelungsfläche, b) die Masse der Stoffe, c) das Verfahren der Freimessung und d) der Zeitpunkt der Feststellung	30 Jahre ab dem Zeitpunkt der nach § 42 Abs. 1 StrlSchV getroffenen Feststellung (bzw. unverzügliche Übergabe an eine von der zuständigen Behörde bestimmte Stelle, wenn die Tätigkeit vor Ablauf der Aufbewahrungsfrist beendet wird)	§ 86 Abs. 2 StrlSchV
• Aufzeichnungen über Zeitpunkt und Ergebnis der Funktionsprüfung und Wartung von Strahlungsmessgeräten zur Messung der Personendosis, der Ortsdosis, der Ortsdosisleistung, der Oberflächenkontamination und der Aktivität von Luft und Wasser	10 Jahre ab dem Zeitpunkt der Funktionsprüfung oder Wartung	§ 90 Abs. 5 StrlSchV
• Aufzeichnungen über die Ergebnisse der Untersuchungen von Ursachen und Auswirkungen eines Vorkommnisses sowie die zur Behebung der Auswirkungen und zur Vermeidung eines Vorkommnisses getroffenen Maßnahmen	30 Jahre (Die Aufbewahrungsfrist beginnt mit dem Eintritt des Vorkommnisses)	§ 109 Abs. 1, Abs. 2, Abs. 4 StrlSchV
• Aufzeichnung der Ergebnisse der vor dem erstmaligen Einsatz oder einer wesentlichen Änderung eines Behandlungsverfahrens mit radioaktiven Stoffen oder ionisierender Strahlung durchzuführenden Analyse zur Identifikation und Bewertung der Gefahr unbeabsichtigter Expositionen der behandelten Person	10 Jahre	§ 126 Abs. 2 StrlSchV

Unterlagen über den Verbleib und Bestand von Betäubungsmitteln:		
Zum Nachweis von Verbleib und Bestand der Betäubungsmittel u.a. auf Stationen von Krankenhäusern und in Krankenhausapotheken: • Karteikarten • Betäubungsmittelbücher • EDV-Ausdrucke nach § 13 Abs. 2 S. 2 BtMVV (Bei einem Wechsel in der Leitung einer Krankenhausapotheke, einer Einrichtung eines Krankenhauses oder einem Wechsel des beauftragten Arztes nach § 5c Absatz 1 Satz 2 Nummer 1 BtMVV oder § 6 Absatz 2 Satz 1 BtMVV sind das Datum der Übergabe sowie der übergebene Bestand zu vermerken und durch Unterschrift zu bestätigen, § 13 Abs. 3 S. 2 BtMVV.)	3 Jahre (von der letzten Eintragung an gerechnet)	§ 13 Abs. 3 Betäubungsmittel-Verschreibungs-Verordnung (BtMVV)
Teil III der Verschreibung (relevant bei Betäubungsmittel-Verordnungen und bei der Mitgabe von Betäubungsmitteln im Rahmen des Entlassmanagements)	3 Jahre	§ 8 Abs. 5 BtMVV
In Krankenhausapotheken zusätzlich:		
• Teil I der Verschreibungen und Verschreibungen für den Stationsbedarf, den Notfallbedarf und den Rettungsdienstbedarf (geordnet nach Abgabedaten oder nach Vorgabe der zuständigen Landesbehörde)	3 Jahre	§ 12 Abs. 4 BtMVV
• Betäubungsmittellieferscheine	3 Jahre	§ 5 Betäubungsmittel-Binnenhandelsverordnung (BtMBinHV)

Für Krankenhausapotheken relevante Unterlagen[216]:		

• Alle Aufzeichnungen über die
  ○ Herstellung
  ○ Prüfung
  ○ Überprüfung der Arzneimittel
    im Krankenhaus
  ○ Lagerung
  ○ Einfuhr
  ○ das Inverkehrbringen
  ○ den Rückruf
  ○ die Rückgabe der Arzneimittel
    auf Grund eines Rückrufes
  ○ die Bescheinigungen nach § 6
    Abs. 3 S. 2 ApBetrO (Prüfzertifikat) und § 11 Abs. 2 S. 1
    ApBetrO (Prüfzertifikat bzgl.
    der Ausgangsstoffe)
	Mindestens bis 1 Jahr nach Ablauf des Verfalldatums, jedoch nicht weniger als 5 Jahre	§ 22 Abs. 1 ApBetrO

• Aufzeichnungen nach § 17 Abs. 6 S. 1 Nr. 2, 2. Hs. ApBetrO, d.h. Aufzeichnungen über die Rückverfolgbarkeit zum jeweiligen Unterzeichner der Verschreibung in elektronischer Form bei Abgabe der Arzneimittel	3 Jahre nach der letzten Eintragung	§ 22 Abs. 1b ApBetrO

• Aufzeichnungen nach § 17 Abs. 6a ApBetrO, d.h.
Angaben zum Zwecke der Rückverfolgung hinsichtlich des Erwerbs und der Abgabe von
  ○ Blutzubereitungen
  ○ Sera aus menschlichem Blut
  ○ Zubereitungen aus anderen Stoffen menschlicher Herkunft
  ○ gentechnisch hergestellten Plasmaproteinen
    zur Behandlung von Hämostasestörungen, d.h.
	Mindestens 30 Jahre
	(Bei längerer Aufbewahrung sind die Daten zu anonymisieren)
		§ 22 Abs. 4 ApBetrO

---

[216]   Vgl. hierzu auch die vorherige Zeile

- Bezeichnung des Arzneimittels, - Chargenbezeichnung und die Menge des Arzneimittels, - Datum des Erwerbs und der Abgabe, - Name und Anschrift des verschreibenden Arztes sowie Name oder Firma und Anschrift des Lieferanten, - Name, Vorname, Geburtsdatum, Adresse des Patienten oder bei der für die Arztpraxis bestimmten Abgabe der Name und die Anschrift des verschreibenden Arztes		
Für Krankenhausapotheken mit Herstellungserlaubnis nach § 13 AMG relevante Unterlagen:		

• Aufzeichnungen über
  o den Erwerb
  o die Herstellung einschließlich der Freigabe,
  o die Prüfung,
  o die Lagerung,
  o das Verbringen in den oder aus dem Geltungsbereich des Arzneimittelgesetzes,
  o die Einfuhr oder die Ausfuhr,
  o das Inverkehrbringen einschließlich der Auslieferung,
  o Aufzeichnungen über die Tierhaltung,
  o Aufzeichnungen des Stufenplanbeauftragten oder der nach § 19 Abs. 7 S. 1 AMWHV entsprechend beauftragten Person
	Mindestens bis 1 Jahr nach Ablauf des Verfalldatums, jedoch nicht weniger als 5 Jahre (Die Aufbewahrung muss in einem geeigneten Bereich der von der Erlaubnis erfassten Räume erfolgen. Die Zugriffsberechtigung zu den Aufzeichnungen ist durch geeignete Maßnahmen auf dazu befugte Personen einzuschränken.)	§ 20 Abs. 1 Arzneimittel- und Wirkstoffherstellungsverordnung (AMWHV)

• Unterlagen zur Herstellung von Prüfpräparaten	Mindestens 5 Jahre nach Abschluss oder Abbruch der letzten klinischen Prüfung, bei der die betreffende Charge zur Anwendung kam	§ 20 Abs. 4 AMWHV
Unterlagen hinsichtlich der Gewinnung von Blut und Blutbestandteilen:		
• Aufzeichnungen über jede Spendenentnahme und die damit verbundenen Maßnahmen	Mindestens 15 Jahre	§ 11 Abs. 1 S. 2 TFG
• Immunisierungsprotokolle gem. § 8 Abs. 3 TFG	Mindestens 20 Jahre	§ 11 Abs. 1 S. 2 TFG
• Aufzeichnungen im Zusammenhang mit der Vorbehandlung zur Blutstammzellseparation gem. § 9 Abs. 1 TFG	Mindestens 20 Jahre	§ 11 Abs. 1 S. 2 TFG
• Angaben zur Spenderdokumentation, die für die Rückverfolgung benötigt werden	Mindestens 30 Jahre (Anschließend sind die Aufzeichnungen zu vernichten oder zu löschen, wenn die Aufbewahrung nicht mehr erforderlich ist.) (Werden die Aufzeichnungen nach § 11 Abs. 1 S. 2 TFG länger als 30 Jahre nach der letzten bei der Spendeneinrichtung dokumentierten Spende desselben Spenders aufbewahrt, sind sie zu anonymisieren, § 11 Abs. 1 S. 4 TFG.)	§ 11 Abs. 1 S. 2 TFG

• Blutdepots der Einrichtungen der Krankenversorgung, die ausschließlich für interne Zwecke (einschließlich der Anwendung) Blutprodukte (Blutzubereitungen, Sera aus menschlichem Blut und gentechnisch hergestellten Plasmaproteinen zur Behandlung von Hämostasestörungen) lagern und abgeben:		

o Angaben, die zur Rückverfolgung benötigt werden
    ▪ zur Identifizierung der Spendeneinrichtung
    ▪ zur Identifizierung der spendenden Person
    ▪ über die Bezeichnung des Arzneimittels
    ▪ zur Chargenbezeichnung
    ▪ zur Gewinnung der Spende (Jahr, Monat, Tag)
    ▪ zum Datum der Abgabe
    ▪ über den Namen oder die Firma des Empfängers
	Mindestens 30 Jahre	§ 11a TFG i.V.m. § 20 Abs. 2 AMWHV

Unterlagen hinsichtlich der Anwendung von Blutprodukten:		

• Aufzeichnungen über die Anwendung von Blutprodukten und
 	
• gentechnisch hergestellten Plasmaproteinen zur Behandlung von Hämostasestörungen (zur patienten- und produktbezogenen Rückverfolgung!), d.h.
  o Patientenidentifikationsnummer oder entsprechende eindeutige Angaben zu der zu behandelnden Personen, wie Name, Vorname, Geburtsdatum und Adresse
  o Chargenbezeichnung
  o Pharmazentralnummer oder
   - Bezeichnung des Präparates
	Mindestens 30 Jahre (Anschließend sind die Aufzeichnungen zu vernichten oder zu löschen, wenn die Aufbewahrung nicht mehr erforderlich ist. Werden die Aufzeichnungen nach § 14 Abs. 3 S. 1 TFG länger als 30 Jahre nach der letzten bei der Spendeneinrichtung dokumentierten Spende desselben Spenders aufbewahrt, sind sie zu anonymisieren.)	§ 14 Abs. 3 S. 1 TFG

- Name oder Firma des pharmazeutischen Unternehmers - Menge und Stärke o Datum und Uhrzeit der Anwendung		
• Aufzeichnungen, die ansonsten im Zusammenhang mit der Anwendung von derartigen Blutprodukten und gentechnisch hergestellten Plasmaproteinen gemacht werden, im Einzelnen o die Aufklärung, o die Einwilligungserklärungen, o das Ergebnis der Blutgruppenbestimmung, soweit die Blutprodukte blutgruppenspezifisch angewendet werden, o die durchgeführten Untersuchungen, o die Darstellung von Wirkungen und unerwünschten Ereignissen.	Mindestens 15 Jahre (Anschließend sind die Aufzeichnungen zu vernichten oder zu löschen, wenn die Aufbewahrung nicht mehr erforderlich ist. Werden die Aufzeichnungen nach § 14 Abs. 3 S. 1 TFG länger als 30 Jahre nach der letzten bei der Spendeneinrichtung dokumentierten Spende desselben Spenders aufbewahrt, sind sie zu anonymisieren.)	§ 14 Abs. 3 S. 1 TFG
Transplantationsunterlagen, Unterlagen zu Organ- oder Gewebespenden:		
• Aufzeichnungen über die Beteiligung nach § 4 Abs. 4 TPG, d.h. o Ablauf, o Inhalt und o Ergebnis der Beteiligung der - nächsten Angehörigen bzw. - die dem möglichen Organ- oder Gewebespender bis zu seinem Tode in besonderer persönlicher Verbundenheit nahestehenden Personen	Mindestens 30 Jahre (Nach Ablauf der Aufbewahrungsfrist sind die Angaben zu löschen oder zu anonymisieren.)	§ 15 TPG

im Zusammenhang mit der Zustimmung zur Organ- oder Gewebeentnahme, sofern weder eine schriftliche Einwilligung noch ein schriftlicher Widerspruch des möglichen Organ- oder Gewebespenders vorliegen.		
• Aufzeichnungen über die Aufklärung nach § 4a Abs. 2 TPG, d.h. Ablauf, Inhalt und Ergebnis der Aufklärung der Frau, die mit dem Embryo oder Fötus schwanger war, im Zusammenhang mit der Zustimmung zur Organ- oder Gewebeentnahme bei toten Embryonen und Föten.	Mindestens 30 Jahre (Nach Ablauf der Aufbewahrungsfrist sind die Angaben zu löschen oder zu anonymisieren.)	§ 15 TPG
• Aufzeichnungen zur Feststellung der Untersuchungsergebnisse nach § 5 Abs. 2 S. 3 und Abs. 3 Satz 3 TPG, d.h. Dokumentation der Untersuchungsbefunde, Untersuchungsergebnisse und ihr Zeitpunkt im Rahmen der Hirntodfeststellung eines Organ- oder Gewebespenders.	Mindestens 30 Jahre (Nach Ablauf der Aufbewahrungsfrist sind die Angaben zu löschen oder zu anonymisieren.)	§ 15 TPG
• Aufzeichnungen zur Aufklärung nach § 8 Abs. 2 S. 4 TPG, d.h. Aufzeichnungen im Kontext der Aufklärungspflichten bei Organ- oder Gewebeentnahmen von lebenden Spendern. Dies betrifft auch die Entnahme von Knochenmark bei minderjährigen Personen, die Entnahme von Organen und Geweben in besonderen Fällen sowie zur Rückübertragung.	Mindestens 30 Jahre (Nach Ablauf der Aufbewahrungsfrist sind die Angaben zu löschen oder zu anonymisieren.)	§ 15 TPG

• Aufzeichnungen über im Zusammenhang von Entnahmen von Organen bei einem Lebenden erforderlichen gutachtlichen Stellungnahme nach § 8 Abs. 3 S. 2 TPG	Mindestens 30 Jahre (Nach Ablauf der Aufbewahrungsfrist sind die Angaben zu löschen oder zu anonymisieren.)	§ 15 TPG
• Aufzeichnungen über die Dokumentationen der Organentnahme, -vermittlung und -übertragung sowie nach § 10a TPG erhobenen Angaben zur Organ- und Spendercharakterisierung.	Mindestens 30 Jahre (Nach Ablauf der Aufbewahrungsfrist sind die Angaben zu löschen oder zu anonymisieren.)	§ 15 TPG
Niederschriften über Nosokomiale Infektionen, Resistenzen:		
• Niederschrift über die gemäß § 23 Abs. 4a IfSG festgelegten nosokomialen Infektionen und das Auftreten von Krankheitserregern mit speziellen Resistenzen und Multiresistenzen	10 Jahre	§ 23 Abs. 4 IfSG
• Aufzeichnungen über die nach § 23 Abs. 4a IfSG festgelegten Daten zu Art und Umfang des Antibiotika-Verbrauchs	10 Jahre	§ 23 Abs. 4 IfSG
Unterlagen bei klinischen Prüfungen:		
• Wesentliche Unterlagen einer klinischen Prüfung, wozu auch die Prüfbögen (CRF) gehören	Mindestens 10 Jahre (nach der Beendigung oder dem Abbruch der klinischen Prüfung)	§ 13 Abs. 10 Verordnung über die Anwendung der Guten Klinischen Praxis bei der Durchführung von klinischen Prüfungen mit Arzneimitteln zur Anwendung am Menschen (GCP-V)

Aufbewahrungsempfehlung: **Unterlagen bei der Teilnahme an Härtefallprogrammen (Inverkehrbringen von Arzneimitteln ohne Genehmigung oder ohne Zulassung):**		
• Wesentliche Unterlagen des Härtefallprogramms	Mindestens 10 Jahre (nach Beendigung oder Abbruch des Programms)	§ 7 Ziff. 5 Arzneimittel-Härtefall-Verordnung (AMHV)
Berufsgenossenschaftliche Verletzungsverfahren:		
• Ärztliche Unterlagen und • Röntgenaufnahmen über Unfallverletzte	Mindestens 15 Jahre	Ziff. 3.6.8 der Anforderungen der gesetzlichen Unfallversicherungsträger nach § 34 SGB VII an Krankenhäuser zur Beteiligung am Verletzungsartenverfahren (VAV) Ziffer 3.7.8. der Anforderungen der gesetzlichen Unfallversicherungsträger nach § 34 SGB VII an kindertraumatologisch ausgerichtete Fachabteilungen zur Beteiligung an der besonderen stationären Behandlung von schwerunfallverletzten Kindern (Verletzungsartenverfahren – VAV-Kind) Ziffer 3.5.11 der Anforderungen der gesetzlichen Unfallversicherungsträger nach § 34 SGB VII an Krankenhäuser zur Beteiligung am Schwerstverletzungsartenverfahren (SAV)

III. Tabelle über Aufbewahrungspflichten und -fristen

Durchgangsarztverfahren:		
• Ärztliche Unterlagen einschließlich Krankenblättern, • Röntgenaufnahmen	Mindestens 15 Jahre	Ziff. 5.6 der Anforderungen der gesetzlichen Unfallversicherungsträger nach § 34 SGB VII zur Beteiligung am Durchgangsarztverfahren
Unterlagen über genetischer Untersuchungen bei Menschen:		
• Ergebnisse genetischer Untersuchungen und Analysen	10 Jahre (Die Ergebnisse sind unverzüglich zu vernichten, 1. wenn die 10 Jahre abgelaufen sind oder 2. soweit die betroffene Person entschieden hat, dass die Ergebnisse zu vernichten sind. Soweit Grund zu der Annahme besteht, dass durch eine Vernichtung schutzwürdige Interessen der betroffenen Person beeinträchtigt würden oder wenn die betroffene Person eine längere Aufbewahrung schriftlich verlangt, hat die verantwortliche ärztliche Person die Ergebnisse zu sperren.[217])	§ 12 Abs. 1 Gendiagnostikgesetz (GenDG)

---

[217] Sperren ist nach der Legaldefinition des § 3 Abs. 4 S. 2 Nr. 4 BDSG alter Fassung das Kennzeichnen gespeicherter personenbezogener Daten, um ihre weitere Verarbeitung oder Nutzung einzuschränken. Weder das BDSG neuer Fassung noch die Datenschutz-Grundverordnung (DS-GVO) enthalten eine Legaldefinition dieses Begriffs.

Qualitätssicherungsunterlagen:		
• Datensatz bzgl. der externen stationären Qualitätssicherung gem. § 136 Abs. 1 Satz 1 Nr. 1 SGB V i.V.m. § 135a SGB V • Bericht über Fortbildungspflichten gem. § 136 Abs. 1 S. 1 Nr. 1 SGB V • Qualitätsbericht gem. 136b Abs. 1 S. 1 Nr. 3, Abs. 6, Abs. 7 SGB V • Datensatz bzgl. der sektorenübergreifenden Qualitätssicherung gem. § 136 Abs. 1 S. 1 Nr. 1 SGB V i.V.m. § 137a Abs. 3 SGB V • Datensatz bzgl. Struktur-, Prozess- und Ergebnisqualität zu durchgeführten diagnostischen und therapeutischen Leistungen gem. § 136 Abs. 1 S. 1 Nr. 2 SGB V • Datensatz bzgl. mindestmengenrelevanter Leistungen gem. § 136b Abs. 1 S.1 Nr. 2, Abs. 3, Abs. 4 und Abs. 5 SGB V	5 Jahre	Empfehlung
Unterlagen des Sozialdienstes[218]:		

• Daten bzgl. der Begleitung und Absicherung während des Krankenhausaufenthaltes, etwa
  o Psychosoziale Interventionen (Hilfen bei der Krankheitsbewältigung, bei Problemen in der Familie, usw.)
  o Hilfe bei Kostenregelungen
  o Regelung häuslicher Verhältnisse
	Ca. 1 Jahr (maßgeblich ist, innerhalb welchen Zeitraums mit Nachfragen zu rechnen ist)	Empfehlung

---

[218] Diese Dokumentation kann auch getrennt von der jeweiligen Patientenakte in der Abteilung Sozialdienst erfolgen.

• Durchschläge verordneter Leistungen (z.B. Häusliche Krankenpflege)	4 Jahre	§ 45 SGB I (4-jährige Verjährungsregelung)
• Daten bzgl. der Absicherung der Krankenhausentlassung[219], etwa o der ambulanten Nachsorge (Essen-auf-Rädern, Hausnotruf) o Vermittlung einer sich anschließenden stationären Nachsorge (Pflegeheimunterbringung, Kurzzeitpflege, usw.) oder medizinischen Rehabilitation o Anträge auf Anschlussheilbehandlungen, Ablehnungen, Widersprüche o Arbeitsunfähigkeitsbescheinigung o Transportmittel und -fahrt	Ca. 1 Jahr (maßgeblich ist, innerhalb welchen Zeitraums mit Nachfragen zu rechnen ist)	Empfehlung
• Daten bzgl. der finanziellen Absicherung o Anträge auf Lohnersatzleistungen, Lohnfortzahlungen, Rentenleistungen o Leistungen der Krankenkassen, Pflegekassen	Ca. 1 Jahr (maßgeblich ist, innerhalb welchen Zeitraums mit Nachfragen zu rechnen ist)	Empfehlung
• Daten bzgl. der sozialen Absicherung, etwa o Gesetzliche Betreuung o Versorgung von pflegebedürftigen Angehörigen	Ca. 1 Jahr (maßgeblich ist, innerhalb welchen Zeitraums mit Nachfragen zu rechnen ist)	Empfehlung

---

[219] Hinsichtlich der notwendigen Aufbewahrung von Einwilligungserklärungen im Zusammenhang mit dem Entlassmanagement vgl. die weiteren Ausführungen unter den verwaltungsbezogenen Dokumenten.

IV. Teil I der Orientierungshilfe Krankenhausinformationssysteme der Datenschutzbeauftragten des Bundes und der Länder

Rechtliche Rahmenbedingungen für den Einsatz von Krankenhausinformationssystemen

Version 2 mit Stand vom März 2014
(korrigiert)

Arbeitskreise Gesundheit und Soziales sowie Technische und organisatorische
Datenschutzfragen der Konferenz der Datenschutzbeauftragten des Bundes und der Länder

Aufnahme

Bei der Aufnahme eines Patienten in das Krankenhaus spielen sowohl administrative als auch medizinische Belange eine Rolle. Abfolge und handelnde Beschäftigte unterscheiden sich von Krankenhaus zu Krankenhaus und je nachdem, ob es sich um eine geplante oder eine Notfallaufnahme handelt. In jedem Fall gilt: Der Umfang der Daten, welche die Beschäftigten jeweils aufnehmen dürfen, richtet sich nach den ihnen zugewiesenen Aufgaben. Der folgende Abschnitt verdeutlicht diese Einschränkung auf das Erforderliche für Beschäftigte, deren Wirkungskreis sich auf die administrativen Belange beschränkt.

1. Die Aufnahmekraft darf bei Eingabe der Identifikationsdaten des neuen Patienten (Suchfunktion) vom System erfahren, ob der Patient schon einmal in demselben Krankenhaus behandelt wurde. Dies umfasst zunächst nur Identifikationsdaten (Name, Vorname, Patientennummer etc.). Dabei kann zur klaren Identifizierung die Wild-Card-Funktion (abgekürzte Suche oder Ähnlichkeits-Suche) zugelassen werden (Ausschluss einer Doppelregistrierung derselben Person mit verschiedenen Schreibweisen) und in der Trefferliste neben Identifikationsdaten auch der Zeitraum des letzten stationären Aufenthalts angezeigt werden.

Anmerkungen der DKG zu Ziffer 1: Administrative Aufnahme

Die in der ersten Fassung der Orientierungshilfe in Ziffer 1 enthaltene Vorgabe, durch nachträgliche Kontrollen sicherstellen zu müssen, dass fingierte Aufnahmen von Patienten zum Zweck der Einsicht in Patientendaten aufgedeckt und sanktioniert werden, ist gestrichen worden. Die DKG hatte darauf hingewiesen, dass fingierte Aufnahmen in diesem Zusammenhang abwegig seien. Es bleibt dabei, dass die Aufnahmekraft zunächst nur Zugriff auf die Identifikationsdaten des Patienten haben darf, um zu erfahren, ob der Patient schon einmal in demselben Krankenhaus behandelt wurde. Neu ist der Hinweis, dass zur klaren Identifikation eines Patienten in der Trefferliste neben den Identifikationsdaten auch der Zeitraum des letzten stationären Aufenthalts angezeigt werden kann.

2. Die Offenbarung einer vorbehandelnden funktionsbezogenen Organisationseinheit ist bei der administrativen Aufnahme nur dann zulässig, wenn die Behandlung durch Ärzte dieser Organisationseinheit medizinisch noch nicht abgeschlossen ist. Eine Zugriffsmöglichkeit der administrativen Aufnahmekraft auf medizinische Daten mit Ausnahme der Einweisungsdiagnose ist mangels Erforderlichkeit nicht zulässig.

Anmerkungen der DKG zu Ziffer 2: Offenbarung einer vorbehandelnden Organisationseinheit

Ziffer 2 enthält nach wie vor die Vorgabe, dass die Aufnahmekraft bei abgeschlossenen Behandlungsfällen nicht in der Lage sein soll, zu sehen, in welcher funktionsbezogenen Organisationseinheit der Patient vorher behandelt worden ist. Ist die Behandlung durch die Ärzte dieser Organisationseinheit medizinisch jedoch noch nicht abgeschlossen, darf die administrative Aufnahmekraft die vorbehandelnde funktionsbezogene Organisationseinheit im System sehen, um den Patienten dieser Einheit zuordnen zu können. Zur ersten Fassung der Orientierungshilfe hatten die Datenschutzbeauftragten ausgeführt, dass es sich bei einem Behandlungsfall nicht um den reinen Abrechnungsfall handeln müsse, sondern dies unter medizinischen Gesichtspunkten auch weiter zu fassen sein könne. Die Datenschutzbeauftragten seien grundsätzlich offen, wie das einzelne Krankenhaus den Behandlungsfall definiere. Wichtig sei aber, dass bezüglich abgeschlossener und noch nicht abgeschlossener Behandlungsfälle und den der administrativen Aufnahmekraft zugänglichen Daten eine Unterscheidung vorgenommen werde. Die DKG hatte damals darum gebeten, bei einer Überarbeitung der Orientierungshilfe klarzustellen, dass ein Behandlungsfall nicht automatisch mit einem Abrechnungsfall gleichzusetzen ist. Im Glossar auf Seite 1 der Orientierungshilfe wird nunmehr zum Stichwort „Behandlungsfall" Folgendes ausgeführt: *„Eine medizinische Behandlung umfasst alle Anamnese-, Diagnose-, Therapie- und Nachbehandlungsmaßnahmen zu derselben Krankheit, Verdachtsdiagnose oder Symptomatik, wegen der der Patient stationär aufgenommen wurde. Medizinisch kann eine Behandlung aus mehreren ambulanten und stationären Behandlungsfällen bestehen und über Jahrzehnte andauern (chronische Krankheiten). Unter Behandlungsfall ist bei einer stationären Behandlung die gesamte Behandlung derselben Erkrankung zu verstehen, die ein Patient in einem Krankenhaus von der stationären Aufnahme bis zur Entlassung aus der stationären Behandlung erhält. Eingeschlossen sind die dem Behandlungsfall zuzuordnenden vor- und nachstationären Behandlungen im Sinne von § 115a SGB V, sowie Wiederaufnahmen innerhalb der oberen Grenzverweildauer im Sinne von § 8 Abs. 5 KHEntgG."* Im Übrigen bleibt es bei der Vorgabe, dass eine Zugriffsmöglichkeit der administrativen Aufnahmekraft auf medizinische Daten mit Ausnahme der Einweisungsdiagnose nicht möglich sein soll.

3. Die Aufnahmekraft darf auch – möglichst standardisierte – Warnhinweise im Datensatz des Patienten zur Kenntnis nehmen, die bereits vor der medizinischen Aufnahme administrative Maßnahmen erfordern. Dies gilt für frühere Betrugsversuche/Zahlungsunfähigkeit von Selbstzahlern und für Hinweise auf die Trägerschaft multiresistenter Keime, die umgehend besondere Schutzmaßnahmen erfordern.

4. Das Krankenhaus muss die Möglichkeit vorsehen, Auskünfte über den Patientenaufenthalt durch die Pforte, andere Auskunftsstellen und das Stationspersonal zu sperren. (Ob diese als Regel einzurichten ist und eine Aufhebung der Einwilligung bedarf, oder ob eine Widerspruchslösung genügt, hängt von den

landesgesetzlichen Regelungen ab. Für psychiatrische Patienten ist generell die erste Verfahrensweise zu wählen.) Die Einrichtung einer Auskunftssperre muss zur Folge haben, dass bei der Patientensuche durch Auskunftsstellen kein Treffer angezeigt wird. Bei anderen Stellen – insbesondere auf der jeweiligen Station – muss der Umstand der Auskunftssperre erkennbar werden.

Anmerkungen der DKG zu Ziffer 4: Auskunftssperre

Die Vorgabe in Ziffer 4 war in der Vorauflage der Orientierungshilfe in gleicher Form in Ziffer 6 enthalten (Text verschoben). Neu ist die Vorgabe, dass bei anderen Stellen – insbesondere auf der jeweiligen Station – der Umstand der Auskunftssperre erkennbar werden muss. Die in der Vorauflage der Orientierungshilfe in Ziffer 4 enthaltene Vorgabe, dass der Patient der Hinzuziehung von Daten aus früheren abgeschlossenen Behandlungsfällen in demselben Krankenhaus ganz oder teilweise widersprechen kann und hierauf und auf die mit einem Widerspruch verbundenen Risiken durch ein Merkblatt hinzuweisen ist, wurde ersatzlos gestrichen.

5. Die medizinische und die administrative Aufnahme können von der gleichen Person abgewickelt werden. Im Zuge der medizinischen Aufnahme ist im erforderlichen Umfang die Kenntnisnahme und Erhebung von medizinischen Daten zulässig.

Anmerkungen der DKG zu Ziffer 5: Medizinische Aufnahme

Der Hinweis in Ziffer 5 war in der Vorauflage der Orientierungshilfe in gleicher Form in Ziffer 6a enthalten (Text verschoben). Der in der Vorauflage der Orientierungshilfe in Ziffer 5 enthaltene Hinweis auf die Möglichkeit der Anlage eines klinischen Basisdatensatzes auf Grundlage einer Einwilligung des Patienten wurde ersatzlos gestrichen.

6. Jede an der Behandlung und Verwaltung eines Patienten direkt beteiligte Person darf auf die Identifikationsdaten des Patienten zugreifen.

7. Der Zugriff auf die medizinischen und Pflege-Daten ist nach seiner Erforderlichkeit für die persönliche Aufgabenerfüllung der Beschäftigten auszudifferenzieren. Kriterien zur Differenzierung sind zumindest die Stellung der Beschäftigten im Krankenhaus und die ihnen zugewiesenen fachlichen Aufgaben. Der Behandlungsort kann als Indiz für die Übernahme einer Aufgabe dienen. Beispiele sind die einem Bereitschaftsarzt zugewiesenen Stationen, die Anwesenheit eines Chirurgen im OP-Saal, in dem sich der Patient befindet, oder die Anwesenheit einer Pflegekraft auf einer Station, in der er dies tut.

8. Der Zugriff auf Vorbehandlungsdaten ist nur soweit zulässig, wie das Landeskrankenhausrecht dies gestattet. Ein Widerspruch des Patienten gegen diesen Zugriff ist zu berücksichtigen.

Anmerkungen der DKG zu Ziffer 8: Zugriff auf Vorbehandlungsdaten

Ziffer 8 enthält die neue Vorgabe, dass der Zugriff auf Vorbehandlungsdaten nur so weit zulässig ist, wie das Landeskrankenhausrecht dies gestattet. Ein Widerspruch des Patienten gegen diesen Zugriff ist zu berücksichtigen. Die Vorauflage der Orientierungshilfe enthielt noch die Vorgabe, Patienten bei der Aufnahme durch ein Merkblatt darauf hinweisen zu müssen, dass sie der Hinzuziehung von Daten aus früheren abgeschlossenen Behandlungsfällen in demselben Krankenhaus ganz oder teilweise widersprechen können. Im Falle eines Widerspruchs des Patienten war ein Hinweis in das System aufzunehmen, um dem behandelnden Arzt die Möglichkeit zu geben, den Patienten bei der medizinischen Aufnahme auf das potenziell bestehende Risiko einer Fehlbehandlung hinzuweisen und Gelegenheit zur Rücknahme des Widerspruchs zu geben.

Die DKG hatte darauf hingewiesen, dass keine Verpflichtung für Krankenhäuser ersichtlich sei, Patienten bei der Aufnahme auf ein mögliches Widerspruchsrecht hinzuweisen und die vorgesehene Verpflichtung zu einem erhöhten Haftungsrisiko für Krankenhäuser und behandelnde Ärzte führe. Hinzu kam, dass die in der Vorauflage der Orientierungshilfe vorgesehene Unterscheidung zwischen früheren abgeschlossenen Behandlungsfällen und noch nicht abgeschlossenen Behandlungsfällen dem Patienten in einem entsprechenden Merkblatt nicht plausibel erklärt werden konnte. Diese Vorgaben wurden in der zweiten Fassung der Orientierungshilfe ersatzlos gestrichen. Insbesondere der Wegfall der Vorgabe, den Patienten per Merkblatt auf die Möglichkeit eines Widerspruchs hinweisen zu müssen, dürfte den Umgang mit Vorbehandlungsdaten wesentlich erleichtern.

Verblieben ist nunmehr der Verweis auf das jeweilige Landeskrankenhausrecht. Dort gibt es jedoch regelmäßig keine konkreten Regelungen speziell für den Zugriff auf Vorbehandlungsdaten. Es kann daher nur auf die allgemeinen datenschutzrechtlichen Vorgaben in den Landeskrankenhausgesetzen abgestellt werden. Dort ist in der Regel der Hinweis enthalten, dass Patientendaten genutzt werden dürfen, soweit dies zur Versorgung des Patienten (Baden-Württemberg) oder zur Behandlung des Patienten (vgl. Brandenburg, Hamburg und Saarland) oder im Rahmen des Behandlungsvertrages (vgl. Berlin) erforderlich ist. Teilweise findet sich auch die Vorgabe, dass Patientendaten genutzt werden dürfen, soweit dies im Rahmen des krankenhausärztlichen Behandlungsverhältnisses (vgl. Bayern und Thüringen) oder im Rahmen des Behandlungsverhältnisses auf vertraglicher Grundlage (vgl. Rheinland-Pfalz und Sachsen) oder zur Erfüllung des mit dem Patienten geschlossenen Behandlungsvertrages (vgl. Mecklenburg-Vorpommern) erforderlich ist. Hinweise ergeben sich teilweise auch aus bereichsspezifischen Landesgesetzen, wonach Patientendaten genutzt werden dürfen, soweit dies zur Erfüllung des mit dem Patienten abgeschlossenen Behandlungsvertrages (vgl. Bremisches Krankenhausdatenschutzgesetz) oder zur Durchführung der Behandlung (vgl. Gesundheitsdatenschutzgesetz NRW) erforderlich ist. In manchen Bundesländern gibt es aber auch keine datenschutzrechtlichen Regelungen in den Landeskrankenhausgesetzen (vgl. Niedersachsen, Sachsen-Anhalt und Schleswig-Holstein) oder es finden sich zumindest keine speziellen Regelungen zur Datennutzung innerhalb des Krankenhauses (vgl. Hessen).

Eine Offenbarung personenbezogener Daten ist aus datenschutzrechtlicher Sicht nur zulässig, wenn eine gesetzliche Grundlage die Offenbarung vorschreibt bzw. erlaubt oder eine Einwilligung des Patienten vorliegt. Dies gilt auch bei einer Offenbarung personenbezogener Daten innerhalb des Krankenhauses, da das Krankenhaus keine informationelle Einheit darstellt. Eine Heranziehung von im Krankenhaus vorhandenen Vorbehandlungsdaten wird in der Regel dazu erforderlich sein, eine optimale Behandlung des Patienten sicherstellen zu können. Da die überwiegende Mehrzahl der Landeskrankenhausgesetze eine Nutzung von Patientendaten innerhalb des Krankenhauses erlauben, soweit dies zur Behandlung bzw. Versorgung des Patienten oder zur Erfüllung des mit dem Patienten geschlossenen Behandlungsvertrages erforderlich ist, dürfte die Hinzuziehung von im Krankenhaus vorhandenen Vorbehandlungsdaten in der Regel auf die oben aufgeführten gesetzlichen Grundlagen in den Landeskrankenhausgesetzen gestützt werden können.

Sofern keine entsprechende gesetzliche Grundlage existiert oder Zweifel bestehen, ob eine vorhandene Vorschrift eine ausreichende Grundlage bietet, kommt eine aus datenschutzrechtlicher Sicht gerechtfertigte Einsichtnahme in Vorbehandlungsdaten des Patienten nur in Betracht, wenn der betroffene Patient hierzu seine Einwilligung erklärt hat. Eine Einwilligung kann jedoch in ausdrücklicher, konkludenter oder mutmaßlicher Form erteilt werden. Im vorliegenden Fall kann aus folgenden Gründen das Vorliegen einer konkludenten Einwilligung des Patienten angenommen werden: Eine konkludente Einwilligung kann der Patient durch schlüssiges oder stillschweigendes Verhalten erteilen. Dabei muss der Patient die Umstände, in die er konkludent einwilligt, kennen und sein zustimmender Wille muss in seinem Verhalten hinreichend deutlich zum Ausdruck kommen (vgl. Lenckner, in: Schönke/Schröder, Kommentar zum StGB, 29. Auflage 2014, § 203 StGB, Rn. 24b). Hierbei kommt es entscheidend darauf an, ob das fragliche Verhalten noch vom Zweck des zwischen Patient und Krankenhaus geschlossenen Behandlungsvertrages gedeckt ist bzw. ob der Patient mit diesem Verhalten rechnen musste.

Dem Umstand der Inanspruchnahme eines Krankenhauses durch einen Patienten kann ein schlüssiger Erklärungswert insoweit zukommen, als sich der Patient mit Vorgängen einverstanden erklärt, die üblicherweise mit dem sozialen Geschehen einer Krankenhausbehandlung verbunden sind, mit denen er nach aller Erfahrung rechnen muss, die für ihn überschaubar und so verständlich sind, dass es keiner ausdrücklichen Belehrung ihm gegenüber und ausdrücklichen Einwilligung durch ihn bedarf. Entscheidend ist hierbei aber, dass es sich um die Betrachtungsweise des Patienten handelt. Erfahrungsgemäß muss ein Patient wohl mit der Teilhabe und dem Mitwissen nicht nur eines Arztes, sondern eines größeren, im vornherein nicht abgegrenzten „Behandlungsstabes" im Rahmen klinischer Therapie rechnen. Wollte der Patient den Kreis der Mitwisser hinsichtlich bestimmter Angaben weiter einschränken, müsste er dies ausdrücklich erklären (vgl. Schlund, in: Laufs/Kern, Handbuch des Arztrechts, 4. Auflage 2010, § 71 Rn. 15).

Übertragen auf die Hinzuziehung von im Krankenhaus vorhandenen Vorbehandlungsdaten bedeutet dies, dass Patienten voraussetzen und auch erwarten, dass im Krankenhaus alle Vorbehandlungsdaten herangezogen werden, um eine möglichst abgestimmte und optimale Behandlung zu erreichen. Es würde keinen Sinn ergeben, wenn Patienten ein Krankenhaus wiederholt aufsuchen und dort nicht auf alle bereits existierenden Behandlungsunterlagen zurückgegriffen werden würde. Patienten erwarten insoweit, wenn sie ein Krankenhaus erneut aufsuchen, dass eine optimale Behandlung erfolgt. Eine Behandlung kann jedoch nur dann optimal durchgeführt werden, wenn alle behandelnden Ärzte über das Krankheitsbild umfassend informiert sind. Sollten Patienten im Einzelfall mit einer Hinzuziehung von Vorbehandlungsdaten nicht einverstanden sein, ist es ihnen zuzumuten, dies ausdrücklich bei der Aufnahme in das Krankenhaus zu erklären. Der Widerspruch eines Patienten gegen diesen Zugriff ist zu berücksichtigen (vgl. auch Ziffer 8 der zweiten Fassung der Orientierungshilfe).[220]

Zugriffe durch Ärzte

Soweit im Folgenden auf Ärzte Bezug genommen wird, gelten die Regelungen auch für Psychotherapeuten.

9. Ein Patient ist zu jedem Zeitpunkt seiner Behandlung fachlich oder räumlich einem Arzt oder einer Gruppe von Ärzten zugeordnet. In der Regel darf diese Zuordnung alle Ärzte einer funktionsbezogenen (ggf. interdisziplinär besetzten) Organisationseinheit einschließen, die sich bei der Behandlung des Patienten gegenseitig vertreten. Soweit an der Behandlung eines Patienten Ärzte mehrerer Organisationseinheiten beteiligt sind, kann auch eine entsprechende mehrfache Zuordnung erfolgen. Nach der Zuordnung bestimmen sich die Schranken für den lesenden wie schreibenden Zugriff auf die Daten dieses Patienten.

10. Die Erweiterung des Kreises der Zugriffsberechtigten erfolgt auf der Grundlage einer fachlichen Entscheidung eines bereits berechtigten Arztes (z.B. Zuweisung zu einer weiteren funktionsbezogenen Organisationseinheit, Einbeziehung eines weiteren Arztes bei interdisziplinärer Behandlung, Konsilaufträge) ab dem Zeitpunkt des konkreten Behandlungsauftrags.

11. Durch Wechsel der Zuordnung des Patienten von einer funktionsbezogenen OE zu einer anderen OE innerhalb des Krankenhauses (Verlegung) erhalten die Behandler der neuen OE erstmals Zugriff auf die Daten des Patienten. Die Ärzte der abgebenden OE können die Zugriffsmöglichkeit auf die Fallakte behalten. Sie dürfen diese Möglichkeit nutzen, soweit dies zur Aufgabenerfüllung (einschließlich der Sicherung der Qualität der eigenen Behandlung) noch erforderlich ist.

---

[220] Hinsichtlich dieser Ausführungen zur konkludenten Einwilligung ist zu beachten, dass diese seit dem Geltungsbeginn der DS-GVO insofern veraltet sind, als die Möglichkeit zur konkludenten Einwilligung seit dem Geltungsbeginn der DS-GVO entfallen ist. Der Zugriff auf Vorbehandlungsdaten kann aber seit dem Geltungsbeginn der DS-GVO unmittelbar auf die DS-GVO bzw. die kirchlichen Regelwerke zum Datenschutz gestützt werden, und zwar auf Art. 9 Abs. 2h, Abs. 3 DS-GVO / § 13 Abs. 2 Ziff. 8, 9, Abs. 3 DSG-EKD / § 11 Abs. 2h, i, Abs. 3 KDG. Der Widerspruch des Patienten gegen diesen Zugriff ist zu berücksichtigen.

Anmerkungen der DKG zu Ziffer 11: Verlegung innerhalb des Krankenhauses

Neu ist hier die Formulierung, dass die Ärzte der abgebenden OE die Zugriffsmöglichkeit auf die Fallakte behalten können und diese Möglichkeit nutzen dürfen, soweit dies zur Aufgabenerfüllung noch erforderlich ist. Durch die neue Formulierung wird dem Umstand Rechnung getragen, dass sämtliche Daten des Patienten zu einer Behandlungsdokumentation zusammengefasst werden; inhaltlich ergeben sich keine Änderungen.

12. Für nur zeitweise erweiterte Zugriffserfordernisse (Bereitschaftsdienst nachts oder am Wochenende) sollten notwendige Berechtigungen an „Diensthabende" befristet und nur für ihren Zuständigkeitsbereich zugewiesen werden oder die Anwesenheit vor Ort voraussetzen. Mit dem schreibenden oder nur lesenden Zugriff auf Daten eines Patienten muss die dokumentierte Beteiligung des Arztes an der Behandlung dieses Patienten einhergehen. Ärzte sind darüber hinaus berechtigt, auch nach Ende des Patientenkontakts soweit zur Aufgabenerfüllung (einschließlich der Sicherung der Qualität der eigenen Behandlung) erforderlich auf die Dokumentation der eigenen Leistungen und der mit ihnen zusammenhängenden medizinischen Daten zuzugreifen.

Anmerkungen der DKG zu Ziffer 12: Bereitschaftsdienst

Zu diesem Punkt hatten die Datenschutzbeauftragten bereits für die Vorauflage der Orientierungshilfe erläutert, dass notwendige Berechtigungen für nur zeitweise erweiterte Zugriffserfordernisse entweder für den jeweiligen Zuständigkeitsbereich zugewiesen werden können oder die Anwesenheit vor Ort voraussetzen. Die Anwesenheit vor Ort sei somit nur als eine Alternative vorgesehen. Hieran hat sich in der zweiten Fassung der Orientierungshilfe inhaltlich nichts geändert. Neu ist jedoch die Einschränkung, dass ein Zugriff auf die entsprechende Dokumentation in diesem Bereich nach Ende des Patientenkontakts nur zulässig ist, soweit dies zur Aufgabenerfüllung (einschließlich der Sicherung der Qualität der eigenen Behandlung) erforderlich ist.

13. Konsilanforderungen dürfen den Datenzugriff nur in Bezug auf den betroffenen Patienten eröffnen. Die Anforderung kann einzelne Ärzte oder eine Gruppe von spezialisierten Konsiliarärzten berechtigen. Sie ist auf die Daten zu beschränken, die für die Festlegung der Konsiliarleistung erforderlich ist. Der durch die Konsilanforderung eröffnete Datenzugriff ist zu befristen. Konsilärzte sind darüber hinaus berechtigt, auch nach Ende des Patientenkontakts soweit zur Aufgabenerfüllung (einschließlich der Sicherung der Qualität der eigenen Behandlung) erforderlich auf die Dokumentation der eigenen Leistungen und der mit ihnen zusammenhängenden medizinischen Daten zuzugreifen.

Anmerkungen der DKG zu Ziffer 13: Konsilanforderungen

Zu diesem Punkt hatten die Datenschutzbeauftragten bereits für die Vorauflage der Orientierungshilfe ausgeführt, dass konsiliarisch tätige Ärzte aus ihrer Sicht nicht generell, sondern nur aufgrund eines definierten Anlasses Zugriff auf Patientendaten haben dürften. Konsiliarisch hinzugezogene Ärzte müssten dann aber je nach Erforderlichkeit auf alle Daten Zugriff haben, die sie zur Erfüllung ihres Auftrages benötigen. Die entsprechende Rechteerteilung solle nicht jeweils durch den hinzuziehenden Arzt erfolgen, sondern im System festgelegt werden. Den Krankenhäusern werde kein bestimmtes Berechtigungskonzept vorgeschrieben. Vielmehr sei es an dem Krankenhaus festzulegen, welches Berechtigungskonzept für das jeweilige Krankenhaus geeignet sei. Die Aufsichtsbehörden prüften lediglich, ob ein schlüssiges Berechtigungskonzept vorliege, welches ausreichend differenziert sei. Hieran hat sich in der zweiten Fassung der Orientierungshilfe inhaltlich nichts geändert. Die Vorgaben zu Konsilanforderungen sind jedoch im Vergleich zur Vorauflage der Orientierungshilfe umformuliert und vereinfacht worden. Neu ist die Einschränkung, dass ein Zugriff auf die entsprechende Dokumentation in diesem Bereich nach Ende des Patientenkontakts nur zulässig ist, soweit dies zur Aufgabenerfüllung (einschließlich der Sicherung der Qualität der eigenen Behandlung) erforderlich ist.

14. Ein darüberhinausgehender Sonderzugriff auf Patientendaten außerhalb des differenzierten Berechtigungskonzepts ist in der Regel nicht erforderlich. Sollte er aus besonderen vorübergehenden Gründen doch unabweisbar sein, ist die zugreifende Person durch einen automatisch erscheinenden Hinweis darüber aufzuklären, dass sie außerhalb ihrer Berechtigung zugreift, einen Zugriffsgrund angeben muss und der Zugriff protokolliert und anschließend kontrolliert wird. Die Kontrolle ist hinsichtlich der Methode und der kontrollierenden und auswertenden Personen vorher unter Beteiligung der Beschäftigtenvertretung und der/des betrieblichen bzw. behördlichen Datenschutzbeauftragten festzulegen. Mindestens stichprobenartige Kontrollen durch das Krankenhaus sind erforderlich.

15. Belegärzte erhalten nur Zugriff auf die Daten ihrer Patienten. Für die konkret an der Behandlung beteiligten Beschäftigten eines Beleg-Krankenhauses gelten die Tz. 6 ff.

Anmerkungen der DKG zu Ziffer 15: Belegärzte

Zu diesem Punkt hatten die Datenschutzbeauftragten bereits für die Vorauflage der Orientierungshilfe erläutert, dass Belegärzte aus ihrer Sicht nur auf ihre eigenen Daten zugreifen können sollen. Die Mitarbeiter des Krankenhauses müssten jedoch keinen Mandantenwechsel vornehmen. Dies bedeute, dass das Krankenhaus auf die Daten des Belegarztes grundsätzlich zugreifen könne. Der Belegarzt solle jedoch nur auf seine eigenen Daten zugreifen können. Dies müsse entsprechend im System organisiert werden. Hieran hat sich in der zweiten Fassung der Orientierungshilfe inhaltlich nichts geändert.

Zugriffe durch den pflegerischen Stationsdienst

16. Der Zugriff des Pflegepersonals auf die erforderlichen pflegerischen und medizinischen Daten ist auf die in der eigenen funktionsbezogenen Organisationseinheit (z.b. Station) behandelten Patienten zu begrenzen.

17. Die Berechtigung ergibt sich bei wechselnder Zuordnung zu Organisationseinheiten (Springer) aus der dokumentierten Zuweisung zu einer OE durch die zuständige Stelle, ggf. in Verbindung mit der Anwesenheit der Pflegekraft vor Ort.

18. Durch die Anordnung der Verlegung des Patienten in eine andere OE erhalten die Pflegekräfte der „neuen" OE erstmals Zugriff auf die bisherigen Daten des Patienten.

    Die Pflegekräfte der abgebenden OE behalten ihre Zugriffsberechtigung nur für einen festzulegenden, eng begrenzten Zeitraum zum Abschluss der Dokumentation.

Anmerkungen der DKG zu Ziffer 18: Zugriff durch Pflegekräfte bei Verlegung

Die bisherige Einschränkung, dass die Pflegekräfte der abgebenden Organisationseinheit keinen Zugriff auf die Daten der „neuen" Organisationseinheit erhalten, ist erfreulicherweise ersatzlos gestrichen worden. Ansonsten sind keine Änderungen erfolgt.

Zugriffe außerhalb der bettenführenden Fachabteilungen

19. Beschäftigte des Krankenhauses mit fachrichtungsübergreifender Funktion (z.B. Anästhesie, Physiotherapie, OP-Personal, Diagnostik [z.B. MRT], Pathologie) sollten den Daten- Zugriff entweder durch individuelle Zuweisung oder mit dem/durch den Patientenkontakt erhalten. Die Zugriffsbefugnisse haben sich an der Erforderlichkeit für die jeweilige Aufgabenerfüllung zu orientieren. Die Differenzierung kann typisiert z.B. nach beauftragter Funktionsstelle, angeforderter Leistung oder Krankheitsbild des Patienten erfolgen. Bei bestimmten Beschäftigten kann ein Zugriff auf sämtliche Daten der jeweiligen Patienten zulässig sein.

20. Der Schreibdienst sollte so organisiert sein, dass der Zugriff durch individuelle Zuweisung zeitlich beschränkt erfolgt. Sofern dies nicht möglich ist, muss zumindest sichergesellt sein, dass die einzelnen Schreibkräfte jeweils nur einer bestimmten Funktionseinheit mit entsprechenden Zugriffsrechten zugeordnet sind.

Anmerkungen der DKG zu Ziffer 20: Schreibdienst

Bei Ziffer 20 handelt es sich um eine neue Vorgabe für den Schreibdienst im Krankenhaus, die sicherstellen soll, dass die einzelnen Schreibkräfte nur in dem Umfang und so lange Zugriffsmöglichkeiten haben, wie dies für ihre Aufgabenerfüllung erforderlich ist.

21. Das (Zentral-)Labor bzw. deren diensthabende / handelnde Beschäftigte dürfen mit der Leistungsanforderung nur einen Zugriff auf die für die Befundung erforderlichen Daten des im Auftrag benannten betroffenen Patienten erhalten.

Anmerkungen der DKG zu Ziffer 21: (Zentral-) Labor

Der bisher in der Vorauflage der Orientierungshilfe enthaltene Hinweis, dass bei einem hauseigenen Zentrallabor, das nicht versichertenbezogen selbst abrechnen muss, eine Bearbeitung wünschenswert ist, bei der die Identitätsdaten der Patienten im Regelfall durch medizinisch-technische Assistenten und andere nichtärztliche Mitarbeiter nicht zur Kenntnis genommen werden können, wurde erfreulicherweise ersatzlos gestrichen.

Einschränkung der Zugriffsrechte nach Abschluss des Behandlungsfalls

22. Nach Abschluss des Behandlungsfalles und Abwicklung der ihn betreffenden medizinischen und verwaltungsmäßigen Routinevorgänge sind die für Zwecke der unmittelbaren Behandlung und deren Abrechnung eingerichteten Zugriffsmöglichkeiten nicht mehr erforderlich und daher einzuschränken. Zur Erfüllung anderer, festgelegter Aufgaben kann der Zugriff für einen organisatorisch festgelegten Personenkreis bestehen bleiben.

Anmerkungen der DKG zu Ziffer 22: Zugriffsrechte nach der Behandlung

Die Vorgaben zu Zugriffsrechten nach der Behandlung sind im Vergleich zur Vorauflage der Orientierungshilfe umformuliert und vereinfacht worden. Der in der Vorauflage verwendete Begriff der „Sperrung" wurde durch die Formulierung „Einschränkung der Zugriffsmöglichkeiten" ersetzt. Der in der Vorauflage in Ziffer 23 enthaltene Hinweis, dass für die Sperrung eine feste Frist nach Entlassung des Patienten festzulegen ist, findet sich in der zweiten Fassung der Orientierungshilfe in abgewandelter Form in Ziffer 25.

Ziffer 22 der zweiten Fassung der Orientierungshilfe enthält den Hinweis, dass nach Abschluss des Behandlungsfalles und Abwicklung der ihn betreffenden medizinischen und verwaltungsmäßigen Routinevorgänge vollumfängliche Zugriffsmöglichkeiten nicht mehr erforderlich und diese daher einzuschränken sind. Der Zugriff kann aber für einen festgelegten Personenkreis zur Erfüllung anderer, festgelegter Aufgaben bestehen bleiben. Damit wurden die in der Vorauflage der Orientierungshilfe in Ziffer 24 enthaltenen sehr detaillierten Vorgaben aufgegriffen, jedoch vereinfacht und offener formuliert, so dass Krankenhäuser bei der Festlegung des Personenkreises und der zu erfüllenden Aufgaben einen größeren Gestaltungsspielraum haben.

23. Eine Übertragung dieser Aufgaben und Zugriffsrechte auf ein zentrales Patienten-/Casemanagement bedarf zusätzlicher Sicherungsmaßnahmen (ggf. Buchstaben-Zuständigkeit, nur Leserecht, Protokollierung, Suche nur nach Fallnummern, ggf. nach vollem Patiennamen ohne Mustersuche u.a.), um einen zeitlich wie inhaltlich unbeschränkten Zugriff auf alle Patientenakten des Krankenhauses zu vermeiden.

24. Diese Zugriffsbeschränkung hat als technisch-organisatorische Maßnahme unabhängig davon zu erfolgen, ob und wann nach datenschutzrechtlichen Vorschriften eine Sperrung der Daten vorzunehmen ist.

Anmerkungen der DKG zu Ziffer 24: Zugriffsbeschränkung nach der Behandlung

Die Vorgabe, dass eine Einschränkung der Zugriffsmöglichkeiten auf Patientendaten nach Abschluss des Behandlungsfalles unabhängig davon zu erfolgen hat, ob und wann nach datenschutzrechtlichen Vorschriften eine Sperrung der Daten zu erfolgen hat, ist an dieser Stelle neu. Dadurch soll offensichtlich sichergestellt werden, dass eine Zugriffsbeschränkung nach Abschluss des Behandlungsfalles unter dem Gesichtspunkt der Erforderlichkeit in jedem Fall und unabhängig von etwaigen landesrechtlichen Vorgaben erfolgt. Eine Sperrung von Daten ist tatsächlich nur in einigen Landeskrankenhausgesetzen (vgl. Berlin, Hamburg und Mecklenburg-Vorpommern) bzw. bereichsspezifischen Landesgesetzen (vgl. Bremisches Krankenhausdatenschutzgesetz) vorgesehen.

25. Das Krankenhaus hat eine angemessene Frist (nicht länger als ein Jahr) nach Abschluss des Behandlungsfalls entsprechend den jeweiligen organisatorischen Abläufen im Krankenhaus festzulegen, innerhalb derer die Einschränkung der Zugriffsmöglichkeiten spätestens zu erfolgen hat.

Anmerkungen der DKG zu Ziffer 25: Frist, innerhalb derer Einschränkung des Zugriffs zu erfolgen hat

Zur Frist von maximal einem Jahr, innerhalb derer die Einschränkung der Zugriffsmöglichkeiten spätestens zu erfolgen hat, hatten die Datenschutzbeauftragten schon in der Vorauflage der Orientierungshilfe keine Alternative gesehen, obwohl die DKG damals schon darauf hingewiesen hatte, dass diese Obergrenze nicht in den Landeskrankenhausgesetzen zu finden ist (nur das Landeskrankenhausgesetz Berlin enthält in § 24 Abs. 8 Satz 3 eine derartige Regelung). Innerhalb dieser Obergrenze von maximal einem Jahr könnten Krankenhäuser jedoch die Frist für die Einschränkung der Zugriffsmöglichkeiten je nach Erforderlichkeit selbst festlegen. Dies hatten die Datenschutzbeauftragten zu diesem Punkt bereits für die Vorauflage der Orientierungshilfe erläutert.

26. Wird ein Patient nach Wirksamwerden der Zugriffsbeschränkung erneut behandelt, darf die Beschränkung des Zugriffs auf Daten aus früheren Behandlungsfällen aufgehoben werden. Der Zugriff auf Vorbehandlungsdaten ist nur soweit zulässig, wie das Landeskrankenhausrecht dies gestattet.

Anmerkungen der DKG zu Ziffer 26: Erneute Behandlung eines Patienten

Neu ist hier der Hinweis, dass die Beschränkung des Zugriffs auf Daten aus früheren Behandlungsfällen aufgehoben werden darf, wenn ein Patient nach Wirksamwerden der Zugriffsbeschränkung erneut behandelt wird. Neu ist auch der Hinweis, dass der Zugriff auf Vorbehandlungsdaten nur so weit zulässig ist, wie das Landeskrankenhausrecht dies gestattet (vgl. auch Ziffer 8 und die dortigen Ausführungen).

Löschung

27. Patientendaten sind in Krankenhausinformationssystemen zu löschen, wenn sie zur Durchführung des Behandlungsvertrags nicht mehr erforderlich sind, vorgeschriebene Aufbewahrungsfristen abgelaufen sind und kein Grund zu der Annahme besteht, dass durch die Löschung schutzwürdige Belange des Betroffenen beeinträchtigt werden.

Anmerkungen der DKG zu Ziffer 27: Löschung von Patientendaten

Zu diesem Punkt hatten die Datenschutzbeauftragten bereits für die Vorauflage der Orientierungshilfe erläutert, dass ihrer Ansicht nach eine Aufbewahrung von Krankenunterlagen für 30 Jahre dadurch gerechtfertigt werden kann, dass ansonsten durch die Löschung schutzwürdige Belange des Betroffenen beeinträchtigt werden würden. Schließlich könne in einem Haftungsprozess oftmals allein anhand der Dokumentation des Krankenhauses nachvollzogen werden, was sich im Einzelfall ereignet habe. Die Datenschutzbeauftragten gehen jedoch davon aus, dass für die elektronische Aufbewahrung von 30 Jahren beispielsweise dann keine Notwendigkeit besteht, wenn ohnehin die jeweilige Papierakte für 30 Jahre archiviert wird. Hieran hat sich in der zweiten Fassung der Orientierungshilfe inhaltlich nichts geändert.

Zugriffe für Abrechnung, Controlling, Qualitätssicherung und Ausbildung

28. Die Krankenhausverwaltung / Abrechnungsabteilung darf nur Zugriff auf die für sie erforderlichen Patientendaten (Stammdaten, Diagnosen, Leistungen usw.) haben.

Anmerkungen der DKG zu Ziffer 28: Krankenhausverwaltung und Abrechnungsabteilung

Der an dieser Stelle in der Vorauflage der Orientierungshilfe enthaltene Zusatz, dass Krankenhausverwaltung und Abrechnungsabteilung nicht auf nicht erforderliche, weitergehende medizinische Befunde oder Dokumente bildgebender Verfahren Zugriff haben dürfen, wurde erfreulicherweise gestrichen. Ansonsten sind keine Änderungen erfolgt. Die Datenschutzbeauftragten sind bereits in der Vorauflage der Orientierungshilfe davon ausgegangen, dass eine zusätzliche Freischaltung für Bereiche ermöglicht werden kann, für die die Erforderlichkeit bestimmter Daten für die Abrechnung oder Verwaltung nicht vorab eingeschätzt werden kann, um die Erforderlichkeit zu klären. Generell dürfe aber zunächst kein Zugriff gewährt werden. Für Daten, bei denen die Erforderlichkeit zweifelhaft sei, müsse vielmehr eine gesonderte zusätzliche Freischaltung erfolgen. Wichtig sei im Einzelfall, dass die Erforderlichkeit der Freischaltung durch das Krankenhaus begründet werden könne.

29. Soweit zur internen Qualitätssicherung oder beim Controlling der Zugriff durch die an der Qualitätssicherung oder dem Controlling beteiligten Beschäftigten auf alle Daten eines Patienten zugelassen werden muss, ist durch Zuständigkeits- und Funktionsaufteilungen, zeitliche Beschränkungen oder sonstige geeignete technisch-organisatorische Maßnahmen ein ständiger Vollzugriff auf alle Daten aller Krankenhauspatienten zu vermeiden.

30. Soweit nicht erforderlich (z. B. für das Geschäftsprozessmanagement, das strategische Controlling und die betriebswirtschaftliche Steuerung des Krankenhauses) ist eine Verwendung vorzusehen, bei der die Identitätsdaten des Patienten nicht zur Kenntnis genommen werden können.

31. Soweit Patientendaten zur Aus- oder Fortbildung außerhalb eines Behandlungskontexts benötigt werden, sind diese in geeigneter Weise zu anonymisieren, soweit nicht landesspezifische Bestimmungen abweichende Regelungen enthalten.

Verarbeitung durch verschiedene Leistungserbringer

32. Patienten, die in anderen Krankenhäusern oder Einrichtungen des Trägers des Krankenhauses (z.B. in Medizinische Versorgungszentren gleich welcher Rechtsform) behandelt werden, werden dadurch nicht zugleich Patienten des Krankenhauses. Sie dürfen daher nur in den Patientenbestand der tatsächlich behandelnden Einrichtung aufgenommen werden. Ein gemeinsames (Krankenhaus und andere Einrichtung bzw. anderes Krankenhaus umfassendes) KIS ist wenn überhaupt, dann nur bei Trennung der Datenbestände in verschiedene Mandanten möglich.

33. Einrichtungs- und insbesondere mandantenübergreifende Zugriffe stellen datenschutzrechtlich Übermittlungen dar, deren Zulässigkeit sich nach Arzt- und Datenschutzrecht richtet. Beispiele für die zulässige Ausgestaltung derartiger Übermittlungen sind in einem Szenarienkatalog ausgeführt, der ergänzend zu der vorliegenden Orientierungshilfe von der federführenden Unterarbeitsgruppe bereitgestellt wird.

Anmerkungen der DKG zu Ziffer 33: Einrichtungs- und mandantenübergreifende Zugriffe

An dem Hinweis, dass einrichtungs- und insbesondere mandantenübergreifende Zugriffe datenschutzrechtliche Übermittlungen darstellen, deren Zulässigkeit sich nach Arzt- und Datenschutzrecht richtet, hat sich im Vergleich zur Vorauflage der Orientierungshilfe nichts geändert. Neu ist der Hinweis, dass Beispiele für die zulässige Ausgestaltung derartiger Übermittlungen in einem Szenarienkatalog ausgeführt werden, der von der federführenden Unterarbeitsgruppe ergänzend zur Orientierungshilfe bereitgestellt wird.

Der Szenarienkatalog ist Bestandteil der Orientierungshilfe. In der Vorbemerkung zum Szenarienkatalog weisen die Datenschutzbeauftragten darauf hin, dass in den Fällen, in denen es keine gesetzliche Grundlage gebe, als einzige Rechtsgrundlage für einrichtungs- und mandantenübergreifende Zugriffe die Einwilligung des Patienten verbleibe. Diese sei nur wirksam, wenn sie freiwillig erteilt werde. Der vorliegende Szenarienkatalog setze sich das Ziel, einige Wege durch das rechtliche Minenfeld zu weisen, in dem die medizinischen Leistungserbringer im Rahmen ihrer Kooperation wandeln. Die Aufzählung von Ausgestaltungsformen zulässiger Zusammenarbeit sei nicht vollständig und könne dies aufgrund der föderalen Vielgestaltigkeit der landesrechtlichen Vorschriften auch nicht sein. Weitere Wege stünden offen.

Die dargestellten Szenarien gehen beispielhaft von der Zusammenarbeit eines Krankenhauses mit einem Medizinischen Versorgungszentrum aus und enthalten Ausführungen zur zulässigen Auftragsdatenverarbeitung (Szenario 1), Übermittlung zur Erfüllung eines Konsilauftrages (Szenario 2), Übermittlung zur Nachbehandlung (Szenario 3) und Abruf für einen neuen Behandlungsvorgang (Szenario 4). Für die näheren Einzelheiten wird auf die Inhalte Szenarienkataloges verwiesen.

34. Eine Person kann mehreren Mandanten als Mitarbeiter zugeordnet werden. Greift eine solche Person im Zuge ihrer Tätigkeit für einen Mandanten auf Daten zu, die diesem Mandanten bereits zugeordnet sind, dann liegt keine Übermittlung vor, so dass die Mandantenzuordnung der Daten unverändert zu bleiben hat, gleich von wo der Zugriff erfolgte.

35. Neben mandantenbezogenen Datenbeständen kann ein KIS einzelne nicht personenbezogene Datenbestände vorhalten, auf die von allen Mandanten aus zugegriffen werden kann.

36. Übermittelte Daten sind in die Primärdokumentation des empfangenden Krankenhauses zu übernehmen. Benutzen übermittelndes und empfangendes Krankenhaus unterschiedliche Mandanten des gleichen KIS, so müssen die übermittelten Daten von dem empfangenden Mandanten in seinen Datenbestand übernommen werden.

37. Ambulant in Nebentätigkeit behandelte Privatpatienten sind grundsätzlich nicht Patienten des Krankenhauses, sondern der insoweit berechtigten Ärzte. Für Behandlungsakten von ambulant in Nebentätigkeit behandelten Privatpatienten hat der Arzt die alleinige datenschutzrechtliche Verantwortung.

Anmerkungen der DKG zu Ziffer 37: Privatpatienten

An dem Hinweis, dass ambulant in Nebentätigkeit behandelte Privatpatienten grundsätzlich nicht Patienten des Krankenhauses, sondern der insoweit berechtigten Ärzte sind, hat sich im Vergleich zur Vorauflage der Orientierungshilfe nichts geändert. Neu ist der Hinweis, dass für Behandlungsakten von ambulant in Nebentätigkeit behandelten Privatpatienten der Arzt die alleinige datenschutzrechtliche Verantwortung hat.

Technische Administration

38. Durch technische und administrative Rollenteilung (z.B. Systemadministration und Administration der einzelnen Anwendungen) ist ein missbräuchlicher Datenzugriff zu erschweren. Die Zugriffsrechte und Eingriffsebenen der Administratoren sind entsprechend ihren spezifischen Aufgaben zu begrenzen.

39. Die Aktivitäten der Administratoren sind zu protokollieren. Dies gilt auch für eine eventuell notwendige Möglichkeit, Patientendaten auf Datenträger zu kopieren. Für die Nutzung der Protokolldaten zu Kontrollzwecken ist ein Auswertungskonzept zu erstellen. Bei Remote- Zugriffen auf Arbeitsplatzrechner ist sicherzustellen, dass sie ausschließlich mit Kenntnis und Einwilligung des Nutzers erfolgen (können) und automatisch dokumentiert werden.

40. Bei einer (Fern-)Wartung durch Dritte/Externe sind besondere Maßnahmen erforderlich, damit die Wartung nur mit Wissen und Wollen des Krankenhauses im zugelassenen Umfang stattfinden kann.

Besonders schutzwürdige Patientengruppen

41. Beschäftigte des Krankenhauses als Patienten müssen davor geschützt werden, dass Kolleginnen und Kollegen von ihrem Aufenthalt erfahren (können), die nicht unmittelbar an der Behandlung beteiligt sind. Soweit dies nicht bereits durch die oben beschriebenen Maßnahmen erreicht wird, kommt (zusätzlich) u.U. eine Aufnahme unter fiktivem Namen in Betracht. Die Zuordnung von fiktivem zu tatsächlichem Namen ist geschützt und nur einem eng begrenzten Personenkreis zugänglich aufzubewahren.

42. Für Patienten, die einer besonderen Gefährdung oder einem erhöhten Interesse am Datenzugriff ausgesetzt sind, gilt grundsätzlich dasselbe. Die Festlegung trifft die Klinikleitung auf Antrag des Patienten.

Anmerkungen der DKG zu Ziffer 42: Besonders schutzwürdige Patienten

Neu ist hier die Ergänzung, dass die Klinikleitung die Festlegung, ob ein Patient einer besonderen Gefährdung oder einem erhöhten Interesse am Datenzugriff ausgesetzt ist, auf Antrag des Patienten trifft.

Zugriffsprotokollierung und Datenschutzkontrolle

43. Aufgrund von Art und Umfang der in einem Krankenhausinformationssystem verarbeiteten medizinischen und administrativen Daten bedarf es für eine datenschutzgerechte Gestaltung einer angemessenen Nachvollziehbarkeit der Verarbeitung personenbezogener Daten. Grundlage hierfür ist eine aussagefähige und revisionsfeste Protokollierung schreibender und lesender Zugriffe sowie geeignete Auswertungsmöglichkeiten.

44. Die Protokolldaten müssen darüber Auskunft geben können, wer wann welche personenbezogenen Daten in welcher Weise verarbeitet oder genutzt hat. Dies betrifft sowohl Zugriffe aus der fachlichen Verfahrensnutzung (einschließlich des Zugriffs auf sog. Patientenübersichten mit Angaben zu der behandelnden Abteilung, Diagnosen etc.) als auch aus der administrativen Betreuung. Dabei gilt der Grundsatz der Erforderlichkeit. Art, Umfang und Dauer der Protokollierung sind demnach auf das zur Erfüllung des Protokollierungszwecks erforderliche Maß zu beschränken.

45. Eine stichprobenweise anlassunabhängige (Plausibilitäts-)Kontrolle ist ebenso Aufgabe des Krankenhauses wie eine Kontrolle aus konkretem Anlass (s. Tz. 40). Aufnahmevorgänge, die nicht mit einer abrechnungsfähigen Behandlung in Verbindung stehen, müssen kontrolliert werden.

Anmerkungen der DKG zu Ziffer 45: Stichprobenweise Kontrolle

Neu ist hier die Vorgabe, dass auch Aufnahmevorgänge, die nicht mit einer abrechnungsfähigen Behandlung in Verbindung stehen, kontrolliert werden müssen.

Auskunftsrechte des Patienten

46. Der Patient muss die Möglichkeit erhalten, Auskunft über und Einsicht in alle zu seiner Person gespeicherten Daten zu bekommen, soweit keine erheblichen therapeutischen Gründe oder sonstige erhebliche Rechte Dritter entgegenstehen. Hierzu gehören auch die nach einer Behandlung archivierten Daten sowie die Empfänger von übermittelten Daten. Auch psychiatrische und psychotherapeutische Patienten haben grundsätzlich einen gesetzlichen Auskunftsanspruch. Die Auskunft und Einsicht kann je nach Wunsch des Patienten auch durch einen Ausdruck oder in elektronischer Form erfolgen.

Anmerkungen der DKG zu Ziffer 46: Auskunftsrechte des Patienten

Neu ist hier der Hinweis, dass dem Patienten nur Einsichtsrechte in seine Patientenunterlagen zustehen, soweit keine erheblichen therapeutischen Gründe oder sonstige erhebliche Rechte Dritter entgegenstehen. Damit haben die Datenschutzbeauftragten an dieser Stelle die Vorgaben des Patientenrechtegesetzes vom 20.02.2013 (BGBl. I, Seite 277) berücksichtigt. Gemäß § 630g Abs. 1 Satz 1 BGB ist dem Patienten danach auf Verlangen unverzüglich Einsicht in die vollständige, ihn betreffende Patientenakte zu gewähren, soweit der Einsichtnahme nicht erhebliche therapeutische Gründe oder sonstige erhebliche Rechte Dritter entgegenstehen.

Neu ist auch der Hinweis, dass Auskunft und Einsicht je nach Wunsch des Patienten auch durch einen Ausdruck oder in elektronischer Form erfolgen kann. Die in der Vorauflage der Orientierungshilfe vorgesehene Möglichkeit der Übergabe eines Datenträgers (CD, USB-Stick) wurde ersatzlos gestrichen.

47. Bei einem besonderen berechtigten Interesse, z.B. bei einem Datenmissbrauchsverdacht, umfasst das Auskunftsrecht auch die Information, wer zu welchem Zeitpunkt welche Daten zur Kenntnis genommen hat. Werden die lesenden Zugriffe zulässigerweise (vgl. Teil II, Tz. 7.5) nicht vollständig protokolliert, genügt es, den Kreis der Personen zu benennen, welche die Daten auf Grund ihrer Zugriffsrechte hätten zur Kenntnis nehmen können (z.B. Pflegepersonal der Station X, Ärzte der Fachabteilung A).

Anmerkungen der DKG zu Ziffer 47: Besonders berechtigtes Interesse des Patienten

Neu ist hier der Zusatz, dass die Information, wer zu welchem Zeitpunkt welche Daten zur Kenntnis genommen hat, nur bei einem besonderen berechtigten Interesse, z.B. bei einem Datenmissbrauchsverdacht, vom Auskunftsrecht des Patienten umfasst ist. In der Vorauflage der Orientierungshilfe war diese Einschränkung noch nicht vorgesehen.

48. Da bei der Auskunft gegebenenfalls Dritte (z.B. Informationsgeber; Angehörige) vor einer Offenbarung zu schützen sind, kommt ein automatisches Kopieren und Aushändigen nicht in Betracht. Es bedarf vielmehr der Überprüfung und ggf. einer teilweisen Unkenntlichmachung durch hierzu besonders beauftragte und geschulte Beschäftigte. Die Berechtigung zur Auskunftserteilung mit Zugriff auf die gesamte Patientenakte muss auf einen möglichst engen Personenkreis beschränkt werden.

Unterarbeitsgruppe Krankenhausinformationssysteme der
Arbeitskreise Gesundheit und Soziales sowie Technische und organisatorische Datenschutzfragen
der Konferenz der Datenschutzbeauftragten des Bundes und der Länder

V. Szenarienkatalog der Datenschutzbeauftragten zum Datenaustausch stationärer und ambulanter Leistungserbringer

Arbeitskreise Gesundheit und Soziales sowie Technische und organisatorische Datenschutzfragen
der Konferenz der Datenschutzbeauftragten des Bundes und der Länder

I. Vorbemerkung

Eine enge Zusammenarbeit zwischen stationären und ambulanten Leistungserbringern dient dem Wohl des Patienten. Sie ist erklärtes Ziel der Gesundheitspolitik. Vielfach befinden sich durch Ausgründungen und Übernahmen Leistungserbringer aus beiden Sektoren in gleicher Trägerschaft und in großer räumlicher Nähe. Teilweise haben Krankenhäuser Abteilungen und Einrichtungen für die ambulante Versorgung in juristisch selbständige Leistungserbringer wie z.B. Medizinische Versorgungszentren eingebracht. Die enge Verzahnung mit dem „Mutterunternehmen" ist für die Patienten von Vorteil, die Leistungen von beiden Einrichtungen in Anspruch nehmen.

Die enge Zusammenarbeit ruft den naheliegenden Wunsch nach einem unkomplizierten Zugriff einer Einrichtung auf Daten der anderen hervor. Soweit dieser dem Wunsch und Interesse eines Patienten entspricht, steht auch datenschutzrechtlich der Gewährung eines solchen Zugriffs nichts entgegen. Der Nutzen für die einen, darf jedoch nicht mit Einschränkung der Rechte der anderen bezahlt werden. Wer nur in einer Einrichtung behandelt wird, dessen Daten haben in der anderen erst einmal nichts zu suchen: Auch in der Konstellation einer engen Zusammenarbeit zwischen zwei Einrichtungen ist die ärztliche Schweigepflicht zu wahren, darf eine Übermittlung nur erfolgen, wenn sie datenschutzrechtlich zulässig ist.

Während eine Reihe von Rechtsgrundlagen bundeseinheitlich zur Anwendung kommen, wie das Strafgesetzbuch, das auf Einrichtungen in privater Trägerschaft anwendbare Bundesdatenschutzgesetz und das vornehmlich die Beziehungen zu den Sozialleistungsträgern regelnde Sozialgesetzbuch, so sind die rechtlichen Rahmenbedingungen doch stark durch das Landesrecht geprägt. Während die Ärztekammern zwar eigenständige, aber doch noch weitgehend deckungsgleiche Berufsordnungen beschlossen haben, variieren die Landesdatenschutzgesetze und deutlich mehr noch die Landeskrankenhausgesetze in ihrer Regelungstiefe und der Breite der Erlaubnis und gesetzten Voraussetzungen für die Offenbarung von Patientendaten an Ärzte anderer Leistungserbringer und deren Gehilfen.

Weitgehend ungeregelt hat der Gesetzgeber die Offenbarung von Berufsgeheimnissen an technische Dienstleister gelassen, die nicht als Gehilfen eines ambulant tätigen Arztes einzuordnen sind, weil sie im Rahmen eines vom Leistungserbringer rechtlich unabhängigen Unternehmens tätig sind. Als einzige Rechtsgrundlage für derartige Offenbarungen verbleibt daher lediglich die Einwilligung der Patienten. Diese ist nur wirksam, wenn sie freiwillig erteilt wird. Eine freie Entscheidung setzt eine freie Wahl unter annähernd gleichwertigen Alternativen voraus. Diese sind bei eng mit einem Krankenhaus verbundenen Leistungserbringern jedoch oft nur mit erheblichen Abstrichen zu finden. Der Gesetzgeber ist daher gefordert, mit einer sorgfältig austarierten Gewährung der Befugnis zur Offenbarung von Patientendaten an qualifizierte Dienstleister, die diese Daten im Auftrag verarbeiten, die derzeit eingesetzten Einwilligungslösungen mit zweifelhafter rechtlicher Tragfähigkeit entbehrlich zu machen.

Der vorliegende Szenarienkatalog setzt sich das Ziel, einige Wege durch das rechtliche Minenfeld zu weisen, in dem die medizinischen Leistungserbringer im Rahmen ihrer Kooperation wandeln. Die Aufzählung von Ausgestaltungsformen zulässiger Zusammenarbeit ist gewollt nicht vollständig und kann dies aufgrund der erwähnten föderalen Vielgestaltigkeit auch nicht sein. Weitere Wege stehen offen. Wir empfehlen ihre Erörterung im vertrauensvollen Dialog mit der zuständigen Datenschutzaufsichts- bzw. -kontrollbehörde.

II. Szenarien

Sämtliche Szenarien gehen von der Zusammenarbeit eines Krankenhauses mit einem ambulanten Leistungserbringer der fachärztlichen Versorgung aus, mit dem es in besonderer Weise verbunden ist. Als typisches Beispiel für letzteren wählen wir ein Medizinisches Versorgungszentrum (MVZ). Die Szenarien sind jedoch auf andere Leistungserbringer, die zur vertragsärztlichen Versorgung zugelassen sind, übertragbar.

Andere Regeln gelten, wenn das Krankenhaus selbst ambulante Leistungen erbringt, auf vertraglicher Grundlage nach § 116b Sozialgesetzbuch Fünftes Buch (SGB V) oder aufgrund einer Ermächtigung des Zulassungsausschusses nach §§ 117 bis 119 SGB V. Diese Situationen werden hier nicht erfasst.

Szenario 1: Zulässige Auftragsdatenverarbeitung

Szenario 1a: Gleichwertige Alternativen

Ein von einem Krankenhaus errichtetes MVZ wurde zur vertragsärztlichen Versorgung zugelassen. Das Krankenhaus möchte, um Kosten zu sparen, den Betrieb des Patientenverwaltungssystems von der eigenen IT-Stelle im hauseigenen Rechenzentrum betreiben lassen.

Bei ihrem erstmaligen Besuch erhalten die Patienten die Information über den Betrieb der MVZ-IT durch das Krankenhaus. In der gleichen Stadt sind Vertragsärzte ansässig, die das Leistungsspektrum des MVZ insgesamt abdecken.

Die Patienten erklären im Zuge der Anmeldung schriftlich ihr Einverständnis mit dieser Datenverarbeitung außer Haus.

Szenario 1b: Ersatzverfahren

Im Unterschied zu dem vorigen Szenario sucht Patient P für die Nachbehandlung einer komplizierten Operation, die er am Universitätsklinikum in M hat durchführen lassen einen Spezialisten, der in der Umgebung ausschließlich am MVZ zu finden ist. Das MVZ hat erkannt, dass für einige seiner Patienten die Behandlung am MVZ alternativlos ist und bietet für diejenigen, die das Risiko einer Offenbarung ihrer Daten am Krankenhaus scheuen, ein einfaches papierbasiertes Alternativverfahren für die Führung der Behandlungsakten an. Daher kann sich das MVZ erfolgreich auf die schriftlichen Einverständniserklärungen seiner Patienten stützen, da aufgrund des Alternativverfahrens eine tatsächliche Freiwilligkeit der Einwilligung gewährleistet ist.

Vertragliche, technische und organisatorische Anforderungen

Ein Auftragsdatenverarbeitungsverhältnis (ADV) setzt eine vertragliche Vereinbarung voraus, in dem ein gesetzlich vorgegebener Katalog von Regelungen getroffen werden muss. Unter anderem ist festzuhalten, dass das Krankenhaus die Daten des MVZ nur nach Weisung der Leitung des rechtlich selbständigen MVZ speichern und verarbeiten darf, welche technischen und organisatorischen Maßnahmen das Krankenhaus zum Schutz der Daten des MVZ zu treffen hat, und wie das MVZ die korrekte Ausführung des Auftrags kontrollieren kann.

Zumindest bei großen MVZ liegt es nahe, das im MVZ keine Praxissoftware, sondern ein Modul des Krankenhausinformationssystems zum Einsatz kommt. Zulässig ist dies dann, wenn für das MVZ ein separater Mandant eingerichtet wird. Zu den Anforderungen an die Mandantentrennung vgl. die OH zu diesem Thema, die von der Konferenz der Datenschutzbeauftragten des Bundes und der Länder herausgegeben wurde.

Insbesondere müssen die Zugriffsrechte von Mitarbeitern des MVZ unabhängig von denen des Krankenhauses eingerichtet werden. Dies darf nur nach Weisung der hierzu beauftragten Beschäftigten des MVZ geschehen. Personen, die sowohl vom Krankenhaus als auch vom MVZ beschäftigt werden, müssen zwei verschiedene Benutzerkonten zugeordnet werden.

Jede Angabe zu einem Patienten muss sich eindeutig einem der beiden Mandanten zuordnen lassen, wofür mehrere technische Ausgestaltungsmöglichkeiten denkbar sind. Für einen mandantenübergreifenden Zugriff auf Patientendaten bedarf es stets einer Übermittlungsbefugnis (s.u.). Dies gilt auch für die Stammdaten der Patienten. Vor der gemeinsamen Anzeige von Daten, die aus Krankenhaus und MVZ stammen, ist die Übertragung in den Mandanten, bei dem die nutzende Person angemeldet ist, technisch abzubilden.

Ist vorgesehen, dass Personal des MVZ auch von Geräten des Krankenhauses aus auf Daten von Patienten des MVZ zugreifen soll, muss dies in dem ADV-Vertrag geregelt werden.

Szenario 2: Übermittlung zur Erfüllung eines Konsilauftrages

Szenario 2a: Konsilauftrag an das MVZ

Patient P wird im Krankenhaus behandelt. Der behandelnde Arzt A möchte die fachliche Meinung einer im ambulanten Bereich tätigen Kollegin B einholen. Dies teilt A dem P im Laufe einer Visite mit. Im Nachgang zur Visite wird der Konsilauftrag im Patientenaktensystem (PAS) des Krankenhauses dokumentiert. Dies führt zu einer Übertragung der relevanten Teile der Patientenakte an das MVZ und einer automatisierten Mitteilung an B. Diese nimmt den Konsilauftrag an und sieht die nunmehr freigegebenen Patientendaten ein. Ihr Bericht wird zunächst im AIS gespeichert und dann an das Krankenhaus übertragen, wo er dem A im PAS zur Verfügung steht.

Hätte P der Beauftragung von B widersprochen, so wäre der Konsilauftrag nicht zustande gekommen oder A hätte ihn an die Praxis des Kollegen C gerichtet, sofern P nicht auch gegen dessen Einbeziehung Einwände erhebt.

Szenario 2b: Konsilauftrag an ein Labor des Krankenhauses

Wie im vorigen Szenario erfolgt ein Konsilauftrag, den hier die ambulant tätige Ärztin B mit Wissen von Patientin Q nicht an eine einzelne Person, sondern an ein Speziallabor des Krankenhauses richtet. Der im AIS eingegebene Auftrag wird an das Krankenhaus übertragen, der Befund geht ebenfalls elektronisch den umgekehrten Weg.

Rechtliche, organisatorische und technische Ausgestaltung

Durch den Konsilauftrag kommt ein Vertrag zwischen Beauftragtem und Auftraggeber zustande, der den Rahmen für die Übermittlungen darstellt.

Der Konsilauftrag kann technisch sowohl vom System des Auftraggebers aufgenommen und an den Auftragnehmer über einen sicheren Kanal an den beauftragten Leistungserbringer übertragen werden, als auch direkt von einer Anwendung des Beauftragten entgegengenommen werden, wiederum über einen sicheren Kanal. Bei Anwendung einer Mandantenlösung begründet die Möglichkeit der Übernahme von Konsilen jedoch nicht die Zulässigkeit des Zugriffs einer Beschäftigten einer Einrichtung auf das PAS bzw. AIS der jeweils anderen.

Szenario 3: Übermittlung zur Nachbehandlung

Szenario 3a: Im Rahmen der ambulanten Behandlung

Patient P wurde im Krankenhaus K operiert. Nach Abschluss seiner stationären Behandlung sucht P zur Nachbehandlung die Ärztin M des krankenhauseigenen MVZ auf. Ärztin M benötigt zur Weiterführung der Behandlung Unterlagen über die Operation im Krankenhaus. Sie informiert P, dass sie die Unterlagen anfordern wird, und nutzt eine Funktion des Arzt-Informationssystems (AIS) des MVZ, um das Krankenhaus über die Weiterbehandlung zu informieren und um Zugang zu der Fallakte des P zu erbitten. Ein hierzu beauftragter Mitarbeiter des Krankenhauses prüft die Anforderung der Unterlagen und überträgt dann die gewünschten Unterlagen aus der Patientenakte des P in einen Zwischenspeicher, aus dem sie automatisiert in das AIS des MVZ übernommen werden. Der Fakt der Übertragung wird ebenso automatisiert in der Patientenakte des P vermerkt.

Die rechtliche Grundlage für diese Übermittlung ergibt sich je nach Landeskrankenhausrecht aus einer konkludenten Einwilligung oder einer gesetzlichen Befugnis.

Szenario 3b: Konkludente Einwilligung im Zuge einer Einweisung

Patient P begibt sich zu seinem Facharzt im MVZ. Der behandelnde Arzt erkennt, dass die ambulante Behandlung nicht zum Ziel führt und weist P in das Krankenhaus ein. P begibt sich in das Krankenhaus. Der dort behandelnde Arzt erkennt, dass er weitergehende Unterlagen aus der ambulanten Behandlung benötigt und ruft bei seinem ihm persönlich bekannten Kollegen im MVZ an. Dieser exportiert die Unterlagen aus dem AIS des MVZ und übermittelt sie elektronisch an das Krankenhaus. Dort werden die Daten in die elektronische Patientenakte des P überführt und stehen in der Folge als Informationsgrundlage für die Behandlung zur Verfügung.

Rechtliche, organisatorische und technische Ausgestaltung

Für eine Übermittlung zwischen Krankenhaus und angeschlossenem MVZ gilt zunächst nichts anderes als für Übermittlungen zwischen dem Krankenhaus und irgendeinem anderen Leistungserbringer: Stützt sich eine Übermittlung auf Aussagen des Empfängers (über das Bestehen eines Behandlungsverhältnisses, über das Vorliegen einer Einwilligung, über das Bestehen einer Notsituation, bei der Gefahr für Leib und Leben des Patienten besteht), so sind diese Aussagen nach Möglichkeit der Umstände zu überprüfen und das Ergebnis zusammen mit der Angabe über die durchgeführte Übermittlung in der Patientenakte zu vermerken. Stellt sich der Anlass der Übermittlung so dringend dar, dass eine Überprüfung im Vorhinein nicht möglich ist, so kann und muss sie im Nachhinein nachgeholt werden.

Einer Übermittlung steht die Bereitstellung zum Abruf gleich. Näheres hierzu siehe in den Erläuterungen zu dem folgenden Szenario.

Szenario 4: Abruf für einen neuen Behandlungsvorgang

Szenario 4a: Einwilligung in die Bereitstellung zum Abruf aus einer einrichtungsübergreifenden Patientenakte

Nach Abschluss seiner Behandlung fragt eine Beschäftigte des Krankenhauses den Patienten P, ob er einverstanden sei, dass Angaben über seine Behandlung in eine einrichtungsübergreifende elektronische Patientenakte eingestellt werden, aus der das Krankenhaus selbst und an einem Behandlungsnetzwerk beteiligte ambulante Einrichtungen Daten abrufen können. P sind alle Leistungserbringer bekannt, die an dem Behandlungsnetzwerk teilnehmen. Derart informiert gibt P seine schriftliche Einwilligung und erhält ein zum Zugriff erforderliches Token/erforderlichen Code.

Als P anderthalb Jahre später im MVZ (das am Behandlungsnetzwerk beteiligt ist) zur Behandlung einer anderen Erkrankung erscheint,, erkennt die behandelnde Ärztin, dass sie zur Abschätzung der Risiken eines von ihr in Betracht gezogenen Behandlungsweges die Unterlagen aus der früheren Behandlung im Krankenhaus benötigt. Sie fragt P, ob das Krankenhaus seine Daten zum Abruf bereithalte und führt, nachdem P dies bejaht und das Token/den Code übergibt, den Abruf durch.

Szenario 4b: Gefahr für Leib und Leben

Patient P kommt während eines depressiven Schubes in die Sprechstunde von Neurologin N im MVZ. N ist über den Zustand von P sehr besorgt und möchte die Suizidgefährdung von P mit Hilfe der Unterlagen aus einer früheren Behandlung im Krankenhaus einschätzen. Sie hält P nicht für fähig, eine rationale Entscheidung für oder gegen einen derartigen Datenabruf zu treffen. Sie bittet unter Hinweis auf die Notsituation um Einsicht in die Unterlagen des Krankenhauses. Ein ärztlicher Mitarbeiter des psychiatrischen Fachbereichs des Krankenhauses beurteilt die Erforder-lichkeit des Abrufs nach den ihm vorliegenden Unterlagen und lässt dann den Zugriff von N auf die Akten des P freischalten.

Rechtliche, organisatorische und technische Ausgestaltung

Für eine Bereitstellung zum Abruf durch den jeweils anderen Leistungserbringer ge-nügt eine einmalige schriftliche Einwilligung und Schweigepflichtentbindung durch den Patienten, die sich an beide (oder den bestimmten Kreis der) Adressaten rich-ten muss. Der Zweck und die Laufzeit der Einwilligung müssen konkret benannt werden. Je unbestimmter der Zweck, bis hin zur zukünftigen Behandlung noch nicht aufgetretener oder bestimmbarer Erkrankungen, desto enger sollte die Laufzeit ge-fasst werden. Nicht behandlungsbezogene Einwilligungen (Forschung, Qualitätssi-cherung) bedürfen in jedem Fall der separaten und expliziten, auf das spezifische Vorhaben oder Verfahren ausgerichteten Einwilligung. Der Patient kann die Einwilli-gungen jederzeit mit Wirkung für die Zukunft widerrufen.

Eine Bereitstellung zum Abruf setzt eine schriftliche Vereinbarung gemäß dem je-weils anwendbaren Bundes- oder Landesdatenschutzrecht voraus. Beispielhaft sei § 10 Bundesdatenschutzgesetz genannt. Auch hier sind die technischen und orga-nisatorischen Maßnahmen schriftlich festzulegen. Dies gilt auch im Falle der ADV, wenn die Maßnahmen nur von einer Seite ausgeführt werden, zum einen für sich selbst und zum anderen für die andere Seite in deren Auftrag.

Zum Abruf bereitgestellte Daten sollten in einen Zwischenspeicher überführt wer-den. Dies gilt insbesondere dann, wenn der Abruf über Weitverkehrsnetze abgewi-ckelt wird, damit aus diesen kein direkter Durchgriff auf das PAS bzw. das AIS er-möglicht wird. Ein Abruf darf ausschließlich über einen besonders gesicherten ver-schlüsselten Kanal erfolgen, bei dessen Aufbau sich beide Seiten gegenseitig au-thentisieren müssen, Die Struktur des Zwischenspeichers muss gewährleisten, dass die Daten eines Patienten bei einem Widerruf der Einwilligung unmittelbar und voll-ständig gelöscht werden können, ohne die Dokumentation der getätigten Abrufe zu berühren.

Sind Abrufe zwischen zwei Mandanten ein und desselben Systems vorgesehen, so genügt es, die zum Abruf bereitgestellten Daten als solche zu kennzeichnen. Der tatsächliche Abruf verwirklicht sich durch einen Kopiervorgang aus dem Datenbe-stand des einen in den Datenbestand des anderen Mandanten.

In beiden Ausgestaltungsformen sind Abrufe wie Übermittlungen in das zu Zwecken der Datenschutzkontrolle geführte Verarbeitungsprotokoll aufzunehmen.

VI. Formulierungshilfe zur Erstellung einer Dienstanweisung über die Durchführung der Dokumentation

Anmerkung

In den ausführlicheren Erläuterungen wird darauf hingewiesen, dass der Krankenhausträger zur Vermeidung eines Organisationsverschuldens eine Dienstanweisung über die Durchführung der Dokumentation erlassen und deren Befolgung in regelmäßigen Abständen kontrollieren sollte [vgl. Teil C der Hinweise].

Die nachfolgenden Ausführungen entsprechen im Wesentlichen – nach Umordnung und teilweiser Ergänzung – dem im Fettdruck hervorgehobenen Text der Hinweise. Sie sollen als Formulierungshilfe für die Erstellung einer Dienstanweisung über die Durchführung der Dokumentation dienen. Aufgrund der speziellen Umstände der einzelnen Krankenhäuser sind sie jedoch durch den Krankenhausträger noch näher zu konkretisieren. Die in den eckigen Klammern enthaltenen Angaben verweisen auf ausführlichere Erläuterungen in den Hinweisen.

Dienstanweisung

Zur ordnungsgemäßen Dokumentation der gesamten Krankenhausbehandlung werden die nachstehenden Hinweise gegeben. Alle Mitarbeiter, die an der Behandlung der Patienten beteiligt sind, haben auf der Grundlage dieser Dienstanweisung zu verfahren. Die organisatorische Umsetzung und Sicherstellung in den einzelnen Abteilungen obliegt den leitenden Abteilungsärzten und der Pflegedienstleitung.

I. Allgemeines zur Dokumentation

1. Zweck und Begriff der Dokumentation

Die Dokumentation ist als Instrument für die ordnungsgemäße Versorgung des Patienten unverzichtbar. Sie informiert den behandelnden Arzt, die mit- und nachbehandelnden Ärzte und die zuständigen Pflegekräfte. Durch sie wird die Koordination des arbeitsteiligen Zusammenwirkens der für die Behandlung Verantwortlichen sichergestellt. Durch sie sollen der Krankheitsverlauf und die durchgeführten Behandlungsmaßnahmen für einen Fachmann erkennbar werden.

Die Dokumentation ist die Aufzeichnung ärztlicher und pflegerischer Tätigkeiten. Sie erstreckt sich insbesondere auf Anamnese, Diagnose, Therapie, Krankheitsverlauf sowie die getroffenen Maßnahmen und deren Wirkung. Um eine den medizinischen

Erfordernissen und Standards adäquate Patientenversorgung zu gewährleisten, ist eine Arbeitsteilung im Krankenhaus notwendig, sinnvoll und üblich. Die Dokumentation der Krankenhausbehandlung umfasst primär die ärztliche und pflegerische Dokumentation.

Die Dokumentation soll Aufschluss darüber geben, wer, was, wann, in welcher Form und in welchem Umfang angeordnet und/oder durchgeführt hat (Datum, Uhrzeit, Maßnahme, Namenszeichen).

2. Dokumentationspflicht und Rechtsgrundlagen

Die Dokumentation ist eine Pflicht der dem Patienten geschuldeten Leistungen aus dem Behandlungsvertrag, wobei die Krankenhausärzte, das Pflegepersonal und sonstige nichtärztliche Mitarbeiter als Erfüllungsgehilfen des Krankenhausträgers tätig werden.

Darüber hinaus ergibt sich die Dokumentationspflicht aus § 630f BGB, aus dem Berufsrecht der Ärzte sowie aus weiteren spezialgesetzlichen Regelungen.

[vgl. Teil A, Kap. III der Hinweise]

3. Beweisrechtliche Konsequenzen eines Dokumentationsmangels

Eine unzulängliche, lückenhafte oder gar unterlassene erforderliche Dokumentation (Dokumentationsmangel) kann zu Beweiserleichterungen bis hin zur Beweislastumkehr zugunsten des Patienten führen. Dies betrifft sowohl den Bereich der ärztlichen als auch der pflegerischen Dokumentation. Eine mangelnde Dokumentation kann darüber hinaus zur fehlenden Abrechenbarkeit erbrachter Leistungen führen.

[vgl. Teil D, Kap. I der Hinweise]

4. Zeitpunkt der Dokumentation

Die Aufzeichnungen oder Vermerke in den Krankenblättern müssen in zeitlich nahem Zusammenhang zu dem dokumentierten Geschehen stehen. Eine Aufzeichnung muss allerdings nicht nach jedem Einzelschritt erfolgen. Erfolgt eine nachträgliche Dokumentation, muss sie als eine solche kenntlich gemacht werden. Wird eine Dokumentation nachträglich abgeändert, muss dies aus der Patientenakte ersichtlich sein.

[vgl. Teil D, Kap. I der Hinweise]

5. Vorgehen bei Verlegung

Bei Verlegung des Patienten in eine andere Abteilung des Krankenhauses sind dem zuständigen Arzt dieser Abteilung die notwendigen Unterlagen zur Vereinigung mit der dort zu führenden Krankengeschichte zu übergeben. Bei einer elektronischen Patientenakte sind entsprechend die für die Weiterbehandlung erforderlichen Dokumentationen zugänglich zu machen.

6. Zusammenführung zu einer Gesamtdokumentation

Nach Abschluss der Behandlung des Patienten werden die Dokumentationsteile – sofern noch nicht geschehen – zusammengeführt und die Gesamtdokumentation als Krankengeschichte archiviert.

II. Inhalt der Dokumentation

Die Dokumentation der Krankenhausbehandlung umfasst primär die ärztliche und pflegerische Dokumentation. Darüber hinaus sind die Maßnahmen des Therapeutischen Teams zu dokumentieren.

1. Ärztliche Dokumentation

Zum Bereich der ärztlichen Dokumentation gehören die Sachverhalte, die den ärztlichen Verantwortungsbereich umfassen. Die ärztliche Dokumentation besteht im Wesentlichen aus der Verlaufsdokumentation, der Dokumentation der Aufklärung und der Dokumentation der Patientenentscheidungen.

Bei Verlegung des Patienten innerhalb des Krankenhauses ist jeder Behandlungsabschnitt mit einem kurzen Resümee und durch ärztliche Unterschrift abzuschließen.

[vgl. Teil B, Kap. I der Hinweise]

a) Verlaufsdokumentation

Bestandteile der Verlaufsdokumentation sind das Krankenblatt, die geordnete Sammlung der Befunde und die Verlaufskurve

[vgl. Teil B, Kap. I.1. der Hinweise]

b) Dokumentation der Aufklärung

Aus haftungsrechtlichen Gründen (Beweissicherung) sollten die wesentlichen Punkte des Aufklärungsgesprächs in knapper Form in die Krankenunterlagen eingetragen werden. Zur Unterstützung bietet sich dabei die Verwendung von vorformulierten Aufklärungsbögen an, wobei derartige – vom Patienten unterzeichnete Formulare – niemals das individuelle Aufklärungsgespräch und dessen Dokumentation ersetzen können. Verzichtet der Patient auf die Durchführung einer Aufklärung, ist dies ebenfalls zu dokumentieren.

[vgl. Teil B, Kap. I.2. der Hinweise]

c) Dokumentation der Patientenentscheidungen

Vom Patienten im Rahmen der Behandlung getroffene Entscheidungen (z.B. Verlassen des Krankenhauses entgegen ärztlichem Rat) bzw. niedergelegte Erklärungen (z.B. Patientenverfügungen) sind ebenfalls zu dokumentieren und zur Krankenakte zu nehmen.

[vgl. Teil B, Kap. I.3. der Hinweise]

2.   Pflegerische Dokumentation

Die pflegerische Dokumentation umfasst die Schritte des prozessualen Ablaufs der pflegerischen Versorgung. Sie zeichnet u. a. bestehende und auftretende Pflegebedürfnisse, pflegerische Krankenbeobachtung, Verlaufsbeschreibung, durchgeführte pflegerische Maßnahmen sowie Angaben zur subjektiven Befindlichkeit des Patienten auf. Sie ist durch die zuständige Pflegekraft abzuzeichnen.

Bei Verlegung des Patienten innerhalb des Krankenhauses ist jeder Pflegeabschnitt mit einem kurzen Resümee und Pflegeempfehlungen abzuschließen und abzuzeichnen.

[vgl. B. II. der Hinweise]

3.   Dokumentation der Maßnahmen des Therapeutischen Teams

Die ärztlichen Anordnungen an das Therapeutische Team (z.B. Physiotherapeuten, Ergotherapeuten, Logopäden, Stomatherapeuten, Diät-Assistenten etc.) sowie deren Durchführung sind zu dokumentieren. Die Dokumentation der ärztlichen Anordnung geschieht entweder durch den anordnenden Arzt selber oder – bei entsprechender Gegenzeichnung des Arztes – durch die Pflegekraft. Im Anschluss daran bestätigt das die angeordnete Maßnahme erbringende Mitglied des Therapeutischen Teams deren Durchführung mit Handzeichen. In der Regel werden die durchgeführten Maßnahmen des Therapeutischen Teams ebenfalls in die Verlaufskurve aufgenommen.

[vgl. B. III. der Hinweise]

III. Umfang der Dokumentation

Der Dokumentationspflicht unterliegen alle für die Behandlung der Krankheit wesentlichen medizinischen und tatsächlichen Feststellungen, die getroffenen anamnestischen, diagnostischen und therapeutischen sowie alle sonstigen Maßnahmen/Verfahren, die für die Versorgung des Patienten von Bedeutung sind.

[vgl. B. IV. der Hinweise]

IV. Zuständigkeit für die Dokumentation

Der leitende Abteilungsarzt trägt die Gesamtverantwortung für die ärztliche Dokumentation und deren Durchführung sowie für die geordnete Zusammenführung der Dokumentationsteile zu einer Krankengeschichte.

Die Verpflichtung zur Dokumentation gilt auch für die Versorgung belegärztlicher Patienten (gespaltener Krankenhausbehandlungsvertrag); neben den Dokumentationspflichten des Krankenhauses ist der Belegarzt für die Dokumentation im Rahmen seiner Zuständigkeit verantwortlich *[vgl. D. II. 3. der Hinweise]*.

Die zuständige leitende Pflegekraft trägt die Verantwortung für die pflegerische Dokumentation und für die Dokumentation der Maßnahmen des Therapeutischen Teams. Aber auch im Bereich der pflegerischen Dokumentation obliegt dem leitenden Abteilungsarzt die Pflicht, die inhaltliche Vollständigkeit der pflegerischen Dokumentation zu überprüfen.

Jeder Arzt trägt die Verantwortung für die Dokumentation seiner ärztlichen Anordnungen und deren Durchführung.

Die Dokumentation kann delegiert werden. Für diesen Fall müssen allerdings klare Anweisungen erteilt werden sowie eine Kontrolle hinsichtlich deren ordnungsgemäßer Ausführung erfolgen. Wird die Dokumentation einer ärztlichen Anordnung delegiert, so hat der anordnende Arzt die erfolgte Dokumentation gegenzuzeichnen.

[vgl. B. VIII. der Hinweise]

V. Allgemeines zur Aufbewahrung

1. Pflicht zur Aufbewahrung

Die Verpflichtung zur Führung der Krankengeschichte umfasst auch die Pflicht des Krankenhausträgers (bzw. des Arztes aus dem Berufsrecht) gegenüber dem Patienten zur Aufbewahrung der im Zusammenhang mit einer Behandlung anfallenden wesentlichen und für die Dokumentation des Behandlungsverlaufs erforderlichen Krankenunterlagen. Neben der schriftlichen Dokumentation fallen hierunter grundsätzlich auch andere Dokumentationsformen wie z.B. die Fotodokumentation und Videoaufzeichnungen sowie Röntgenaufnahmen, u.ä. Die Aufbewahrungspflicht gilt auch für die Aufbewahrung der Krankengeschichte Verstorbener.

[vgl. D. II. 1. der Hinweise]

2. Zusammenführung zu einer Gesamtdokumentation

Nach Abschluss der Behandlung sollten die Teilunterlagen abteilungsbezogen zu einer Krankengeschichte zusammengeführt werden. Ist der Patient in verschiedenen Abteilungen behandelt worden, sollten die Krankenunterlagen zu einer Gesamtdokumentation zusammengeführt werden. Wenn aus technischen Gründen eine Zusammenführung nicht erfolgt, ist eine Zugriffsmöglichkeit im Bedarfsfall auf die jeweiligen Krankenunterlagen sicherzustellen.

Bei mehreren stationären Aufenthalten des Patienten kann entsprechend verfahren werden, wenn ein Zusammenhang der Krankheitsbilder besteht.

VI. Eigentumsverhältnisse an den Krankenunterlagen

Die Krankenunterlagen stehen grundsätzlich im Eigentum des Krankenhausträgers – unabhängig davon, ob allgemeine Krankenhausleistungen oder wahlärztliche Leistungen erbracht wurden –, der sie unter Zusicherung der ärztlichen Schweigepflicht und unter Beachtung der Datenschutzbestimmungen aufbewahrt.

Die Krankenunterlagen aus dem Bereich der ambulanten Nebentätigkeit eines Krankenhausarztes (z.B. Chefarztambulanz) stehen nicht im Eigentum des Krankenhausträgers, sondern in dem des sie erstellenden Krankenhausarztes. Dieser ist für die ordnungsgemäße Führung, Verwahrung und Archivierung selbst verantwortlich.

Der Belegarzt hat die ihm obliegende Dokumentation dem Krankenhaus zur Vervollständigung der Krankenunterlagen zur Aufbewahrung zu überlassen. Die für die stationäre Versorgung erstellte Krankengeschichte wird unter Sicherung der ärztlichen Schweigepflicht im Krankenhaus aufbewahrt.

[vgl. D. II. 3. der Hinweise]

VII. Dauer und Ort der Aufbewahrung

1. Dauer der Aufbewahrung

Unter Zugrundelegung der Regelungen im Bürgerlichen Gesetzbuch und der berufsrechtlichen Regelung sind Krankenunterlagen mindestens 10 Jahre nach Abschluss der Behandlung aufzubewahren. Aus Beweissicherungsgründen empfiehlt sich jedoch unter Berücksichtigung der Verjährungsfristen des Bürgerlichen Gesetzbuches grundsätzlich eine Aufbewahrungsfrist von 30 Jahren. Nach Ablauf der Aufbewahrungsfrist erfolgt eine Vernichtung der aufbewahrten Krankengeschichten unter Beachtung der datenschutzrechtlichen Bestimmungen.

[vgl. D. II. 4. der Hinweise]

2. Ort der Aufbewahrung (interne und externe Archivierung)

Die Krankengeschichten sind im Krankenhaus gesondert und gesichert aufzubewahren. Zugang ist nur befugten Personen zu gestatten bzw. eine Zugangsmöglichkeit durch Unbefugte ist durch entsprechende Sicherheitsvorkehrungen zu verhindern.

Eine externe Archivierung (d.h. Aufbewahrung der Krankenunterlagen außerhalb des Krankenhauses) ist unter datenschutzrechtlichen Gesichtspunkten dann zulässig, wenn dem Auftragnehmer eine Kenntnisnahme der Akteninhalte unmöglich gemacht wird. Eine ausdrückliche Einwilligung des Patienten zur externen Archivierung ist entbehrlich, wenn sich die Archivierung auf die Verwahrung verschlossener und anonymisierter Behältnisse beschränkt. Eine externe Archivierung, bei der dem Auftragnehmer eine Kenntnisnahme der Akteninhalte möglich ist, ist aus datenschutzrechtlichen Gründen unter Einhaltung der gemäß Art. 28 DS-GVO maßgeblichen Vorgaben für eine Auftragsverarbeitung zulässig.

[vgl. D. II. 5. der Hinweise]

VIII. Mikroverfilmung

Die Mikroverfilmung und anschließende Vernichtung der Originalunterlagen ist als platzsparende Aufbewahrungsmöglichkeit u.a. bei Einhaltung der folgenden Voraussetzungen zulässig:

- der für die Verfilmung Verantwortliche hat am Ende des Mikrofilms die ordnungsgemäße Verfilmung mit Datum und Unterschrift zu bestätigen,

- die Wiedergabe muss mit den Aufzeichnungen bildlich und/oder inhaltlich übereinstimmen,

- die Einsichtnahme Unbefugter muss verhindert sein,

- die verfilmten Unterlagen lassen sich jederzeit innerhalb angemessener Zeit lesbar machen, d.h. bei einer Rückverfilmung muss die Erkennbarkeit entsprechend dem Original gesichert sein,

- die verfilmten Unterlagen der Krankengeschichte können unter Beachtung der datenschutzrechtlichen Bestimmungen vernichtet werden, sofern nicht Einzelvorschriften eine bestimmte Aufbewahrungsdauer im Original vorschreiben,

[vgl. D. II. 4. und D. III. 3. der Hinweise]

- nicht verfilmbare Teile der Krankengeschichte werden im Original aufgehoben.

IX. Einsichtnahmerecht des Patienten (sowie der Erben und der nächsten Angehörigen)

Der Patient besitzt – auch außerhalb eines Rechtsstreits – grundsätzlich einen Anspruch auf Einsicht in seine Krankenunterlagen. Im Bereich der psychiatrischen Behandlung hat der Arzt darüber zu entscheiden, ob einer uneingeschränkten Offenbarung der Krankenakten therapeutische Gründe entgegenstehen, die näher zu kennzeichnen sind. Das unter Umständen auch den Erben und nächsten Angehörigen zustehende Einsichtnahmerecht hat der Arzt diesen jedoch insbesondere dann zu verweigern, wenn er einen Anhaltspunkt für einen entgegenstehenden Willen des verstorbenen Patienten darlegen kann.

[vgl. D. V. der Hinweise]

X.   Inkrafttreten

Diese Dienstanweisung tritt am .... in Kraft. Sie ersetzt/ergänzt die Dienstanweisung vom ....

....
Ort, Datum   Unterschrift